216

Association Toulousaine Antituberculeuse

RAPPORT

à M. le Président du Conseil, Ministre de l'Intérieur

SUR LA

Lutte contre la Tuberculose en Allemagne

(*Mission d'Octobre-Novembre 1901*)

Dr A. RÉMOND

PRIX : 1 fr. 50
AU PROFIT DE L'ŒUVRE

1

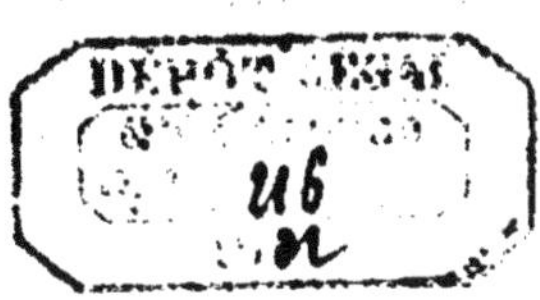

Association Toulousaine Antituberculeuse

RAPPORT

à M. le Président du Conseil, Ministre de l'Intérieur

SUR LA

Lutte contre la Tuberculose en Allemagne

(Mission d'Octobre-Novembre 1901)

Dr A. RÉMOND

PRIX : 1 fr. 50

AU PROFIT DE L'ŒUVRE

Association Toulousaine Antituberculeuse

RAPPORT

de M. le Pr RÉMOND à M. le Président du Conseil, Ministre de l'Intérieur

SUR LA

Lutte contre la Tuberculose en Allemagne

(*Mission d'Octobre-Novembre 1901*)

MONSIEUR LE PRÉSIDENT,

Vous avez bien voulu me confier une mission par laquelle j'étais chargé d'étudier en Allemagne les moyens prophylactiques employés contre la tuberculose et l'hospitalisation spéciale réservée aux individus atteints de cette maladie. Je devais en outre chercher l'application possible des moyens dont j'aurais étudié le mécanisme au régime administratif français.

J'ai étudié les différentes côtés du problème qui m'était ainsi soumis et je viens vous exposer le résultat de mes recherches en suivant l'ordre dans lequel les questions m'étaient posées.

TITRE I. — PROPHYLAXIE

Les moyens prophylactiques employés en Allemagne diffèrent un peu suivant qu'on se trouve dans un pays d'Empire ou dans un pays simplement engagé dans le *Bundes-Rath*. Les mesures prophylactiques généralement édictées par l'Empire sont appliquées partout ; mais l'autonomie des différents pays réunis dans cet Empire est encore suffisante pour leur permettre d'édicter chez eux des mesures spéciales.

L'ensemble des mesures proposées par l'Empire et appliquées dans les provinces soumises directement à l'autorité de la Prusse, consiste en des efforts qui tendent tous à faire disparaître le germe nocif contenu dans les crachats et à faire comprendre au malade et à son entourage l'importance de ce facteur dans la dissémination de la maladie.

Crachoirs

Les différentes ordonnances, trop longues à rappeler, prescrivent l'établissement, dans tous les lieux publics (bureaux de poste, gares de chemins de fer, couloirs d'administrations) appartenant à l'Etat, de crachoirs contenant de l'eau en couche mince, et d'instructions affichées aux murs invitant les individus à se servir de ces crachoirs. En outre ces circulaires prescrivent aux propriétaires d'usines, et d'une façon générale aux tenanciers de locaux où se trouvent réunies un grand nombre de personnes, de mettre aussi des crachoirs à la disposition, non seulement des ouvriers en général, mais plus particulièrement de ceux d'entre eux qui sont atteints d'une affection catarrhale des bronches. Les mêmes mesures sont prises dans les écoles, les casernes, partout en un mot où la surveillance peut s'exercer d'une façon utile.

Balayage

En outre, on s'occupe d'éviter autant que possible l'action nocive des poussières : celles-ci jouent dans les locaux fermés : appartements, ateliers, lieux de réunions, écoles, etc..., un rôle considérable dans la dissémination de la maladie.

Dans les écoles, notamment, c'est à l'action des poussières qu'il faut attribuer la majeure partie des affections amygdaliennes, pharyngiennes et nasales chroniques dont souffrent les enfants (environ un dixième).

Ces affections chroniques sont, pour la plupart, de nature tuberculeuse, en ce sens qu'il est possible d'y découvrir la présence anatomique du bacille de Koch.

Cette poussière doit être enlevée par le nettoyage au moyen de linges humides. Il est mauvais, disent les circulaires, de déplacer les poussières par le balayage, et l'hygiène exige qu'on se serve, à cet effet, de linges grossiers trempés dans l'eau et suffisamment exprimés pour ne pas mouiller le sol, mais néanmoins encore assez humides pour retenir les poussières ; ils sont brûlés après avoir servi une ou deux fois.

On ajoute à ce nettoyage par voie humide le badigeonnage des planchers dans les écoles et dans les établissements publics avec des substances huileuses qui, ne séchant jamais complètement, empêchent les poussières de quitter le sol sur lequel elles se trouvent.

Aliments Viande

L'alimentation constitue, après les crachats, un des modes de propagation de la tuberculose contre lequel il a semblé le plus nécessaire de mettre en garde les populations ouvrières. A Berlin, les animaux tuberculeux tués à l'abattoir sont payés à leur propriétaire par des Compagnies d'assurances placées sous le contrôle de l'Etat. Ces Compagnies d'assurances couvrent leurs frais en partie par les primes perçues et en partie par la vente au public, dans des locaux spéciaux désignés sous le nom de « Freibank », de la viande de ces animaux préalablement stérilisée par la cuisson.

La viande est vendue au détail, ainsi que la graisse, de façon à empêcher les établissements d'alimentation d'en vendre à leurs clients à l'insu de ceux-ci. Elle a été stérilisée par cuisson en vase clos, après élévation de la température centrale des morceaux à plus de quatre-vingts degrés centigrades pendant une heure au moins.

Cette organisation permet l'utilisation de viandes qui, si elles étaient vendues crues, pourraient être considérées comme nuisibles. On autorise, naturellement, la vente des animaux entiers qui n'ont présenté que des tuberculoses viscérales peu étendues, mais dès que l'envahissement ganglionnaire devient manifeste, la viande ne peut être vendue que cuite.

La même organisation se retrouve par exemple dans la capitale du Brunswick ; dans d'autres pays, les animaux sont partagés en quatre catégories : animaux sains, animaux à tuberculose viscérale partielle sans généralisation ganglionnaire, vendus entiers; animaux tuberculeux dont certaines parties sont suffisamment indemnes pour être consommées, mais au sujet desquelles on attire l'attention du public en ne les vendant qu'au détail sur le

« Freibank », et enfin les animaux atteints de tuberculose généralisée et dont la viande est détruite.

Il est à noter que cette viande de bœuf, cette graisse et le bouillon qui résulte de cette cuisson sous pression constituent des aliments sains et sapides qui peuvent être mis à bon marché à la disposition de la classe ouvrière, contribuant ainsi à améliorer son bien-être.

Lait.

Dans certains pays, notamment dans le grand-duché de Brunswick, le lait est également l'objet de précautions spéciales. Les éleveurs qui veulent être autorisés à vendre leur lait pour les enfants sont tenus de soumettre leurs vaches à un stage de contrôle pendant lequel on leur inocule la tuberculine ; si la vache est saine, son lait est employé pendant une soixantaine de jours à fournir le lait de première qualité ; elle reçoit pendant ce temps une nourriture spéciale.

Puis comme cette nourriture tend à rendre son lait échauffant, elle passe alors dans une deuxième étable où elle reçoit une nourriture un peu différente de la première. Enfin on utilise la fin de la période de lactation pour vendre le lait au ménage, mais sous une rubrique différente de celle par laquelle on désignait le lait réservé aux enfants. Le contrôle est constamment excercé par des médecins. Malgré ces soins, le prix du lait réservé aux enfants ne dépasse pas cinquante centimes le litre.

Chemins de fer.

La désinfection prend un caractère plus méticuleux encore lorsqu'il s'agit des chemins de fer et des prisons. Dans les chemins de fer, le nettoyage des wagons doit se faire de telle façon qu'il y ait désinfection réelle de toutes les parties recouvertes d'étoffes ou formées de matières organiques telles que les coussins, les tapis. Cette désinfection se fait par la vapeur d'eau sous pression ; les boiseries, les parties métalliques sont lavées avec une solution concentrée de savon potassique.

Cette désinfection doit se faire une fois par an, de préférence au printemps, à l'exception des wagons employés au service des lignes sur lesquelles le transport des tuberculeux est plus fréquent, celles par exemple qui conduisent à une station voisine d'un sanatorium.

Dans ces cas, les lavages à la solution potassique et la désinfection des wagons-lits, des coupés-lits, des couchettes doit être effectuée à chaque voyage.

Prisons.

Dans les prisons de Moabit (Berlin), de Siegburg près de Cologne, dans les prisons d'Alsace et Lorraine, d'une façon générale dans toutes les maisons de correction, les tuberculeux sont soumis à une surveillance spéciale et les locaux occupés par des sujets atteints de tuberculose sont rigoureusement désinfectés à leur sortie ou après leur décès; tant et si bien, par exemple, qu'en Alsace-et-Lorraine notamment, les cas de tuberculose acquise pendant le séjour à la prison ont totalement disparu.

Les entrants sont soigneusement examinés et l'on prend toutes les précautions nécessaires pour abriter les détenus contre un contage venant du dehors.

Armée.

L'armée n'est pas l'objet d'une moindre sollicitude; la mortalité par tuberculose est passée de 0,60 p. 1.000 en 1882 à 0,20 p. 1.000 en 1897, de telle sorte que M. le Directeur du service de santé, Dr Schjerning a pu affirmer que l'armée allemande serait de tout l'Empire la première organisation dans laquelle la tuberculose disparaîtrait entièrement.

Les malades sont examinés avec beaucoup de soin, le recrutement est des plus sévères, tous ceux sur lesquels s'élève un doute, ceux dont la capacité thoracique, la stature, etc... ne répondent pas exactement aux conditions voulues, sont éliminés.

S'il y a un doute, les recrues sont soumises à une surveillance médicale qui permet d'établir le plus tôt possible l'existence de la maladie. Une diminution constante de poids éveille à elle seule le soupçon de tuberculose et justifie la mise en observation du sujet.

L'intérêt de dépister la tuberculose, aussitôt que possible, est ici double, puisqu'il permet d'éliminer ou d'isoler des sujets qui pourraient être dangereux et de les traiter alors que la guérison est encore possible. Les malades ne sont jamais soignés dans les casernes; dans les hôpitaux on leur réserve des chambres d'isolement. Lorsqu'il n'est pas possible de réformer immédiatement un tuberculeux, il est envoyé dans un sanatorium. Les établissements de Görbersdorf, Reiboldsgrun, Andreasberg, Grabowsee, etc. sont spécialement destinés à recevoir ces malades; d'ailleurs l'armée possède à Thorn un sanatorium spécial pour ses tuberculeux.

En France, nous perdons annuellement de 8,2 à 9,4 pour mille de notre effectif par la tuberculose. La comparaison de ces chiffres avec ceux donnés plus haut montre donc que la surveillance ne s'exerce pas chez nous avec la même activité. Chose remarquable, ce sont, en Allemagne, surtout les troupes qui sont chargées de l'intendance et du service des bureaux qui présentent le plus grand nombre de cas de tuberculose.

Enseignement. Ecoles.

D'une façon générale, la préoccupation dominante est l'instruction du peuple au sujet des dangers que présente la tuberculose, et cela tellement que, dans certains pays, notamment dans le grand-duché de Hesse, on fait aux maîtres d'école dans le cours de leurs études un enseignement spécial. Mais d'une façon générale, l'hygiène scolaire est encore abandonnée à l'initiative individuelle. Les maîtres sont invités à signaler les enfants malades et à attirer l'attention des parents, à leur donner toutes les facilités possibles pour rester plus ou moins longuement chez eux, mais je n'ai guère trouvé qu'à Nuremberg (Bavière) une organisation médicale officielle spécialement chargée de cette surveillance. Toutes ces questions sont à l'étude au bureau central d'hygiène de l'Empire, et vraisemblablement un règlement sera élaboré avant le printemps prochain. Ajoutons que dans le grand-duché de Bade, les maîtres d'école reçoivent et sont chargés de distribuer aux parents, et non plus aux enfants, des crachoirs de poche ; cette organisation est récente, elle ne date que de quelques mois, et cependant plus de mille crachoirs ont déjà été distribués de la sorte.

Logement.

La surveillance s'étend également aux logements ouvriers. Il est accordé des facilités spéciales aux propriétaires d'usines et aux propriétaires ruraux qui veulent construire des logements pour leurs ouvriers. Ces propriétaires obtiennent à un taux très bas les fonds ou une partie des fonds nécessaires à la construction de ces maisons. L'amortissement est calculé à un taux très faible. Les actionnaires des Sociétés qui prêtent ces capitaux doivent au maximum toucher 3,5 pour cent de leur argent. Les maisons ne doivent pas, dans la grande majorité des cas, contenir plus de deux familles; en outre, il est interdit de louer comme chambres à coucher des locaux non aérés et possédant moins d'un certain nombre de mètres cubes d'air.

Par exemple, voici l'ordonnance du 21 mars 1901 du royaume de Wurtemberg :

1° Tout local employé pour le couchage doit contenir par habitant adulte au moins dix mètres cubes d'air et par tête d'enfant au-dessus de quatorze ans cinq mètres cubes.

2° Il est interdit de faire coucher des individus dans des locaux où sont conservés ou manipulés des substances alimentaires.

3° Toute chambre à coucher, toute chambre de jour, chaque water-closet et chaque cuisine doit avoir au moins une fenêtre ouvrant entièrement sur le dehors et assurant un éclairage et une aération suffisante du local.

4° Les locaux réservés au séjour dans la journée, les chambres à coucher, escaliers, paliers, water-closets, cours, recoins, doivent être tenus proprement.

5° Chaque corps de logis doit contenir un nombre de water-closets suffisant pour que les habitants aient chacun un local à leur disposition. Ces water-closets doivent pouvoir se fermer intérieurement et être munis d'une couverture ou d'une fermeture hermétique.

6° Les locaux réservés à l'habitation ou au couchage ne doivent pas être humides.

7° Les sous-sols ne doivent être employés ni pour l'habitation ni pour le couchage.

La limitation du nombre des habitants par cube d'air est, en ce moment même, à l'étude dans le royaume de Bavière.

De toute la population ouvrière, c'est, sans conteste, les ouvriers des ports et les marins des bateaux de commerce qui paient le plus lourd tribut à la tuberculose. Dans les hôpitaux de Hambourg, trente-huit pour cent des décès sont dus à cette maladie. La désinfection des locaux occupés par les matelots ne se fait que si les capitaines se laissent persuader par l'initiative privée des médecins, et aucun règlement n'est encore intervenu pour assurer le couchage dans les conditions d'aération suffisante ; il est rare que les matelots aient plus de trois mètres cubes d'air par tête à leur disposition dans les locaux où ils passent la nuit. Marine.

A ces mesures générales viennent s'ajouter, dans certains pays, des prescriptions spéciales : en Saxe, une ordonnance du Déclaration.

21 septembre 1900 oblige les femmes, spécialement chargées de vérifier les décès et de s'occuper des morts, les « Leichenfrauen », à signaler à la police, par écrit, les décès des individus morts par tuberculose pulmonaire ou laryngée, et si le malade a reçu les soins d'un médecin, celui-ci devra signer le rapport de la « Leichenfrau ».

La déclaration doit être faite avant l'ensevelissement. Les médecins doivent également signaler à la police les malades atteints de tuberculose pulmonaire ou laryngée avancée qui changent de domicile ou qui sont placés dans des conditions de logement telles qu'ils contituent un danger pour leur entourage. Quand un malade atteint de tuberculose pulmonaire ou laryngée est soigné dans une maison de santé privée, dans un hospice d'orphelins, de pauvres ou de vieillards, dans une auberge, dans un dortoir, dans un hôtel, dans un internat ou dans un pensionnat, le médecin, ou à son défaut le préposé de l'établissement, doit signaler le cas par écrit dans les trois jours à la police. La police assure la désinfection des locaux ainsi signalés ; la désinfection est faite aux frais de la commune pour les indigents. Les contrevenants à cette ordonnance peuvent êtres punis d'une amende allant jusqu'à 150 marks ou de prison jusqu'à six semaines.

Le 12 novembre 1901, le Conseil d'hygiène du grand-duché de Bade a décidé d'appliquer les mêmes mesures dans le pays.

Ailleurs, on craint encore d'éprouver dans l'application de ces mesures des difficultés trop grandes. Cependant ce règlement fonctionnait dans le royaume de Saxe depuis plus d'un an, quand nous en avons eu connaissance, sans jamais avoir apporté aucune entrave appréciable à l'exercice de la liberté individuelle.

Telles sont les mesures purement prophylactiques appliquées en Allemagne. Nous en arrivons maintenant à l'étude des secours médicaux offerts aux malades. Ils sont de deux ordres : ceux que donnent les policliniques avec les installations destinées à permettre aux malades le repos au grand air pendant la journée, et ceux que donnent les sanatorias.

TITRE II. — MESURES THÉRAPEUTIQUES

Il existe à Berlin une policlinique qui a été ouverte le 15 novembre 1899. Cette institution officielle consiste essentiellement en une consultation ouverte tous les jours au public et à laquelle sont admis les malades envoyés par les médecins des « Krankenkassen » (caisses d'assurances contre les maladies) et ceux qui s'y présentent volontairement. Les malades sont reçus dans une salle d'attente, introduits dans une chambre d'examen (trois pour les hommes, deux pour les femmes); on prend leurs noms sur un registre spécial, leur état, leur adresse, leur âge, le nom du médecin qui les a envoyés et on indique dans une colonne spéciale si plus tard on a répondu à ce médecin. On note ensuite les éléments de l'observation : l'hérédité, les maladies familiales, maladies antérieures, le début de la maladie actuelle, les complications, les hémoptysies, le passage antérieur dans un sanatorium; plus loin l'état actuel, le résultat de l'examen des crachats, le résultat de l'examen pulmonaire : à gauche en avant et en haut, à gauche en arrière et en haut, à droite en avant et en haut, à droite en arrière et en haut. On note ensuite les complications du côté des glandes, de la peau, de l'intestin, du rein, la présence de la diazo-réaction, de l'albumine et du sucre urinaires, les lésions laryngées concomitantes. Policlinique.

Enfin une dernière colonne indique les mesures thérapeutiques prescrites aux malades.

Pendant tout le temps que dure l'examen, pour protéger le personnel médical contre les particules salivaires chargées de bacilles et entraînées par la toux, on fait revêtir au malade une muselière en papier qui est ensuite brûlée.

Chaque malade reçoit une carte portant un numéro d'ordre qu'il doit rapporter à chaque consultation, on lui remet également une feuille double imprimée sur papier fort, qui contient des indications faciles à comprendre et à mettre en pratique, tant au point de vue du traitement hygiénique que de la prophylaxie familiale contre la tuberculose. Le papier est assez fort pour permettre d'accrocher cette feuille à un clou. A la salle de consultation est annexé un laboratoire permettant d'examiner les crachats qui sont apportés par les malades ou envoyés par un médecin de la ville, et des laboratoires d'ordre plus scientifique qui sont mis à la disposition du personnel médical pour ses recherches personnelles.

Le nombre des malades examinés et soignés du 15 novembre 1899 ou 15 novembre 1900 a été de 1,403, dont la moitié environ se sont présentés spontanément. La recherche du bacille tuberculeux se fait avec beaucoup de soin et lorsqu'elle donne un résultat négatif, elle est répétée plusieurs fois.

Le nombre de malades soignés de novembre 1900 à la fin octobre 1901 dépasse six mille. Ceux d'entre eux qui sont susceptibles d'être améliorés par un séjour dans un sanatorium, qui sont par conséquent à la première période de la maladie, sont envoyés dans les établissements de ce genre. D'ailleurs, le nombre de malades qui se présentent spontanément à l'examen et se trouvent encore tout à fait au début de l'affection augmente de mois en mois. Quelquefois il est nécessaire, pour préciser le diagnostic, d'employer les injections de tuberculine, ce qui arrive dans 1 à 2 pour cent des cas au maximum.

Le nombre de médicaments ordonnés est d'ailleurs faible. On leur donne de la créosote, de la codéine, du blanc d'œuf desséché et pulvérulent, de la poudre de viande.

Les malades sont également envoyés dans un Institut officiel de gymnastique où on leur apprend à respirer. En somme, l'action principale de la policlinique est, en les soumettant à une surveillance médicale fréquente, d'apprendre aux malades les mesures qu'ils doivent prendre pour se défendre eux-mêmes contre toutes les causes nocives extérieures et à défendre leur famille et leur entourage contre eux-mêmes. Il y a là un excellent moyen prophylactique puisque, en vingt-deux mois, il s'était déjà exercé sur dix mille individus.

Une organisation analogue existe, d'ailleurs, dans les Universités de Greifswald, Breslau, Halle, Kiel, Göttingue, Francfort sur le Mein, Bonn, Marbourg et dans les hôpitaux de Wiesbaden, Heidelberg, Haguenau, Strasbourg et Stettin.

Le rôle de la policlinique présente encore un intérêt spécial à cause de la facilité que les médecins y trouvent pour faire examiner les crachats des malades qu'ils soignent en ville.

Ainsi, dans la première année de l'exercice, le laboratoire a examiné l'expectoration d'environ 2,300 individus provenant de cette source; sur ce nombre, le résultat positif a été d'environ 27 pour cent.

L'examen des crachats.

Cette facilité de l'examen des crachats est tellement importante que, dans les provinces où n'existe pas d'Institut comparable à cette policlinique, on a cherché à y remédier par d'autres moyens : par exemple, dans le grand-duché de Hesse-Darmstad, province d'Ober-Hessen, les médecins trouvent chez les pharmaciens des vases et des boites appropriés pour y renfermer les crachats qui sont ensuite envoyés à l'Institut d'hygiène; ces institutions fonctionnent gratuitement. Dans le Wurtemberg, un grand nombre de pharmaciens se sont proposés pour examiner les expectorations qui leur seraient soumises, et on a autorisé officiellement à le faire ceux d'entre eux qui ont justifié des connaissances et du matériel spéciaux nécessaires à cet examen.

Enfin le tableau distribué à la policlinique, et dont nous parlions plus haut, a été imprimé à un très grand nombre d'exemplaires, et est distribué, non seulement dans toutes les consultations et hôpitaux placés sous le contrôle de l'Empire, mais encore dans chaque pays indépendant; enfin, on en met à très bas prix des exemplaires à la disposition des établissements privés qui pourraient en faire la demande.

Nous donnons, ci-contre, la traduction de cette instruction :

INSTRUCTIONS RELATIVES A LA TUBERBULOSE

Elaborées à l'*Institut impérial d'Hygiène*

A — Qu'est-ce que la « Tuberculose »

La tuberculose est la plus dangereuse de toutes les maladies contagieuses, elle atteint toutes les parties du corps et surtout le poumon. Elle n'épargne aucun pays, aucun âge, aucune profession, aucune classe sociale. Elle tue annuellement en Allemagne plus de cent mille individus. On peut estimer le nombre des malades à dix fois ce chiffre. *Sur trois individus qui succombent entre quinze et soixante ans, il en meurt un de tuberculose.*

La tuberculose est causée par le bacille découvert par Robert Koch. C'est un être d'espèce extrêmement humble qui n'est visible qu'à un très fort grossissement, dont la meilleure condition de développement est la température du sang, environ 37 degrés Celsius. Il se multiplie dans l'intérieur du corps. Il se répand dans le monde extérieur surtout par l'intermédiaire des crachats des individus malades et du lait des animaux malades.

Tout individu est exposé au danger d'absorber le germe de la tuberculose et bien des individus le conservent pendant longtemps sans s'en douter (un quart des cadavres d'individus morts de maladies quelconques présentent des traces de tuberculose guérie). *Tout le monde doit par conséquent se préparer à la lutte contre cet ennemi.*

Le bacille tuberculeux est détruit le plus rapidement par la chaleur humide élevée, soit par l'ébullition, soit par la vapeur d'eau sous pression. Il ne résiste pas longtemps à la lumière solaire. Les autres moyens de désinfection, par exemple, la solution de crésol, l'acide phénique, le formol, etc., nécessitent des connaissances spéciales pour être employés utilement et sans danger.

B. — Comment s'opère la contagion ?

La tuberculose congénitale est rare.

Le bacille tuberculeux pénètre dans le corps :

1° *Par l'absoption de l'air respiré, soit qu'il agisse par des crachats desséchés des tuberculeux*, répartis dans les poussières et soulevés par le vent, les courants d'air ou le balayage, ou entraînés par les chaussures ou les vêtements ; *ou bien par de petites gouttelettes humides que le malade en toussant ou en parlant projette sur son entourage.*

2° *Par les aliments :* En première ligne par le lait cru, par les viandes d'animaux tuberculeux dont la surveillance ne s'exerce pas de façon suffisante et dont la viande n'est pas cuite à un degré suffisamment élevé.

3° *Par les points blessés ou malades des muqueuses ou de la peau, notamment par la saleté des mains :* Par exemple chez les enfants lorsque après s'être traînés sur le sol ou avoir saisi des objets contaminés (vêtements, mouchoirs, etc.), ils portent ensuite leurs doigts dans leur bouche (action de sucer les doigts, manger les ongles, lécher les envies au bout des doigts), se fourrent les doigts dans le nez ou autres gestes résultant d'une mauvaise éducation.

Ensuite par l'emploi d'ustensiles sales : Par exemple le fait de prendre dans la bouche les jouets, les verres, les ustensiles de table, les instruments à vent appartenant à d'autres ; enfin par la pénétration par de petites blessures méconnues (écorchures, coups d'ongles, etc.).

La conséquence de la pénétration du bacille tuberculeux chez les enfants consiste le plus souvent à une maladie des glandes (du cou, du ventre) et ensuite des poumons, des os et des articulations (scrofulose osseuse, scoliose tuberculeuse, etc.), des méninges, etc.

Chez les adultes, la contagion se produit surtout par la respiration et détermine la tuberculose pulmonaire et plus rarement laryngée. La pénétration du bacille tuberculeux sous la peau détermine souvent de la tuberculose cutanée (lupus).

Le plus souvent la tuberculose évolue lentement (chronique) exceptionnellement elle est galopante.

C. — COMMENT SE PROTÈGE-T-ON CONTRE LA TUBERCULOSE?

Il n'existe pas d'endémie dans laquelle l'homme même le plus pauvre et le plus faible possède autant de moyens de se défendre lui-même que dans la tuberculose, s'il unit simplement la réflexion à la possession de soi-même.

I. — *Mesures contre les causes de la « tuberculose ».*

1° *Chaque individu sain ou malade doit avoir soin de recueillir ses crachats*, de façon à les rendre inoffensifs, car la simple inspection ne permet jamais de dire si un crachat est ou n'est pas tuberculeux. Par conséquent, *il ne doit pas cracher sur le sol des espaces clos* (y compris les wagons et les tramways) ou dans les passages fréquentés; *on y placera des crachoirs* remplis d'une substance humide facile à rendre inoffensive en peu de temps, de préférence par l'ébullition. Quand il tousse, il doit mettre sa main devant sa bouche ou le voisin doit tourner la tête; les vêtements doivent être propres, les robes ne doivent pas traîner. Les vêtements, le lit, le linge des tuberculeux ne doivent être employés par d'autres qu'après une désinfection complète. Le balayage à sec sera remplacé par le balayage humide, en cas de besoin, par le lavage avec une solution chaude de soude ou de savon noir; il faut réduire au minimum possible le soulèvement des poussières dans les logements, les ateliers et les rues. On évitera les auberges dans lesquelles on crache par terre.

2° *On exigera une propreté scrupuleuse dans la préparation, la conservation, la consommation des mets* (éviter les mouches), surtout *des mets qui doivent être mangés crus; le lait, la viande doivent être toujours cuits à fond, le lait sera conservé dans des vases propres et au frais.*

3° *Il faut laver souvent et à fond les mains, les ongles, les dents, la bouche; il ne faut pas se mettre les doigts ni dans la bouche ni dans le nez et éviter de se gratter la figure.* Toute plaie, si légère soit-elle, mérite d'être protégée contre toute contamination possible.

4° Relativement à la tuberculose des animaux, on saura seulement que chez le bœuf elle se présente plus souvent sous la forme pulmonaire et chez le porc sous la forme glandulaire et intestinale. Par conséquent, chez le bœuf, la propagation se fait par la respiration et chez le porc par l'alimentation, notamment par les débris de laiterie et le petit lait non cuits. Le meilleur moyen de détruire la maladie sera la destruction des bœufs tuberculeux, surtout de ceux qui présentent les signes visibles de la maladie (nodosités tuberculeuses suppurées, toux avec amaigrissement et rugosité des poils). Dans les établissements fournissant le lait pour les enfants, on écartera toutes les bêtes réagissant par de la fièvre aux injections de tuberculine. On séparera les veaux des mères tuberculeuses. On fera vivre, autant que possible, les veaux, les bêtes jeunes et même les vieilles à l'air libre. On n'emploiera que du lait cuit et des débris de laiterie cuite pour la nourriture des cochons. On empêchera les individus tuberculeux, surtout ceux qui crachent, de soigner les bêtes et de nettoyer les écuries.

2. — *Mesures à prendre pour fortifier le corps*

On n'arrivera jamais à détruire tous les bacilles, c'est pourquoi il vaut mieux penser à fortifier ou à endurcir le corps de façon à éviter la « prise » de la maladie. Les moyens sont :

Nourriture saine et fortifiante qui pour être bien choisie n'a pas besoin d'être chère. Eviter les boissons enivrantes.

L'habitation doit être accessible à l'air et à la lumière de préférence hors ville ; la meilleure chambre sera réservée pour le coucher.

Les vêtements seront solides, simples, en étoffe d'un tissu pas trop serré (ni trop chaude, ni trop froide), plus chaude quand le corps se reposera ou que le métier exigera la station assise prolongée.

Laissez de côté les stupidités de la mode qui empêchent les libres mouvements du corps : corset, ceinture.

Après avoir obtenu ces choses indispensables, on devra seulement penser aux autres dépenses.

Dans toute ta vie considère comme choses importantes la propreté et l'ordre ; lave quotidiennement ton corps tout entier avec une eau moyennement froide ou frotte-le rapidement avec un linge rude humide, baigne-toi dans l'eau de fleuve ou dans l'eau de mer propres, ou prend des douches, sauf sur la tête. Tiens tes cheveux, ta barbe, tes dents, ta bouche, tes ongles propres. *Respire, la bouche fermée, par le nez ; celui-ci constitue un filtre naturel pour toutes les poussières nuisibles.* Si la respiration nasale est constamment difficile, fais-toi examiner par un médecin, l'obstacle le plus souvent sera facilement enlevé.

Exécute ton travail entier et de toutes tes forces, il te rendra de la force, mais cherche autant que possible le but à atteindre, exécute ton travail dans des conditions non défavorables à ta santé. Emploi les dispositions qu'on te recommande pour te protéger. Evite la position courbée dans le travail intellectuel : si tu es patron pense à supprimer ou à réduire à leur minimum les causes nocives (poussières, fumées, etc.). Les périodes de repos et de travail doivent être réparties suivant un rapport exact. Quand tu ne travailles pas emploie ton temps à fortifier les parties de ton corps qui sont peu exercées au cours de ton travail. Promène-toi à l'écart des lieux habités. Fais souvent à l'air libre des inspirations lentes et profondes les deux mains appliquées sur les côtes. Habitue-toi à supporter les intempéries à l'air libre. Change de vêtements et de souliers lorsqu'ils sont mouillés. Fais des exercices de gymnastique, notamment des exercices libres adaptés aux conditions corporelles et suivant les moyens de chacun : les marches, la balle, l'usage de la bicyclette (modérément), le canotage, la natation, tels sont les meilleurs alliés dans cette lutte contre la tuberculose.

Couche-toi à des heures régulières, évite les excès de toute nature. — Ils détruisent en peu de temps ce qui a été acquis très lentement. Un verre de bière, pas trop fraiche, une tasse de café ou de thé, pas trop fort, un cigare pris au moment voulu, sont peu ou ne sont pas nuisibles pour le corps normal de l'adulte ; en revanche chaque excès est nuisible.

Evite les rapports avec les personnes atteintes de maladies contagieuses. Quand ton devoir professionnel t'oblige à un pareil contact, ne perd pas de vue les mesures protectrices qui sont ordonnées. Si tu arrive dans un logement dans lequel a vécu un tuberculeux, fais-le désinfecter d'abord.

D. — CONSEILS POUR LES PERSONNES PARTICULIÈREMENT EXPOSÉES.

Tout le monde devrait appliquer les conseils ci-dessus, surtout ceux qui pour une raison quelconque ont plus de raisons que d'autres de craindre la tuberculose : Les personnes délicates, celles qui ont le corps long et étroit, avec une poitrine étroite, surtout si leurs parents sont morts tuberculeux ; celles qui ont des raisons de penser qu'elles ont déjà donné asile au germe, soit qu'elles aient vécu avec des tuberculeux (parents, pupilles, compagnons de travail ou de jeu), soit qu'elles aient eues dans l'enfance de la scrofulose, ceux qui sont mis en danger par leur profession (ouvrière en chambre, travail dans la poussière, etc.), enfin ceux qui sont convalescents de maladies graves, qui ont souffert ou souffrent de maladies chroniques de la gorge ou du poumon, rougeole, coqueluche, influenza, diabète, pâles couleurs. Enfin ceux qui sont exposés à des hémorrhagies de quelque nature qu'elles soient (nasales, etc.).

Celui dont le corps est peu résistant y pensera pour le choix d'une carrière. — Il prendra de préférence un métier qui s'exerce en plein air et endurcit le corps ; on exercera une surveillance particulière sur ceux qui travaillent en chambre. Les individus qui ont des organes respiratoires délicats doivent éviter les poussières, surtout dans leur métier. Ils éviteront aussi la fumée, le vent, le froid excessif ou tout au moins se protégeront contre cette cause de maladie. Ils doivent éviter de parler au froid ; ils éviteront, enfin, les causes de refroidissement et le surmenage physique.

Il n'est pas moins important d'exiger un accomplissement intelligent de ces mesures partout où un grand nombre d'individus sont régulièrement réunis (écoles, pensionnats, fabriques, asiles d'indigents, orphelinats). La tuberculose d'un seul met en danger toute la collectivité.

E. — CONSEIL POUR LES MALADES

S'il se produit des phénomènes qui font penser à une affection passagère des voies respiratoires : Toux répétée, sèche ou avec crachats, douleurs fréquentes dans le cou, la poitrine ou le dos, dépression persistante ou fatigue facile, sans effort préalable, manque d'appétit et amaigrissement, fièvre fréquente notamment le soir avec sueurs nocturnes le corps étant peu couvert, traces de sang dans les crachats ou même rejet de sang par la gorge, *il faut provoquer le plus tôt possible un examen par le médecin ainsi qu'un examen des crachats au point de vue de la tuberculose.* Si le soupçon n'est pas confirmé, il faut néanmoins suivre avec soin ces conseils, et si le soupçon est confirmé il faut *observer les règles d'hygiène indiquées par le médecin. Aucun remède n'est efficace quand le malade ne contribue pas par lui-même à son action par une conduite conforme aux règles de l'hygiène et en suivant sévèrement les précautions indiquées.* Le malade doit envisager deux devoirs : celui de penser à sa guérison pour redevenir un membre utile du corps social et celui de protéger ses parents, ses voisins, son entourage contre la contagion en observant les mesures hygiéniques prescrites. La tuberculose au début est souvent curable, la tuberculose avancée l'est rarement et le succès dépend le plus souvent de la précocité du traitement.

On attachera une importance spéciale aux crachats. Il ne faut pas les jeter par terre ni les avaler, mais les recueillir dans un vase spécial qu'il soit facile de désinfecter régulièrement : le mieux sera un crachoir de poche.

S'il fallait cracher dans son mouchoir, il faudrait le faire bouillir avant qu'il soit sec. La maladie peut être transmise par le baiser. On doit déconseiller formellement le mariage aux personnes atteintes de tuberculose et leur conseiller d'attendre la guérison. Une femme tuberculeuse ne doit ni allaiter, ni garder les enfants surtout si elle a de la fièvre et des dispositions hémorragiques. Le repos et les ménagements sont indispensables, ils exigent une consommation abondante d'air ne contenant ni germe ni poussière. Le séjour au soleil rend de grands services surtout si le malade est couché à l'air libre dans un endroit abrité et avec une protection suffisante du corps.

La guérison s'obtiendra le plus sûrement dans un établissement spécialement affecté au traitement de la tuberculose et dirigé par un médecin expérimenté. En y séjournant un temps suffisant, au moins trois mois, le malade soigneux et attentif arrivera souvent à y reconquérir sa santé et pourra y acquérir la notion des règles nécessaires pour éviter une rechute.

Il a été distribué cent mille exemplaires de cette instruction.

Le but des policliniques est, d'après ce que l'on vient de voir, surtout prophylactique, et il faut dire que la méthode de traitement que nous allons avoir à envisager maintenant, a peut-être elle aussi plus d'action au point de vue de la défense sociale qu'au point de vue thérapeutique.

Brochures.

D'une façon générale, on peut dire que la prophylaxie en Allemagne se fait par le médecin et la brochure : par la brochure, en ce sens que les instructions imprimées sont distribuées avec le plus grand luxe, tandis que les conférences publiques sont plutôt rares. Les Allemands ont conscience du *verba volant* et le document officiel emporté à domicile leur semble devoir jouer un rôle plus sérieux que les quelques paroles entendues et oubliées par le public qui là-bas, comme chez nous, forme l'auditoire habituel des conférenciers.

Médecins.

La prophylaxie se fait aussi par le médecin, grâce à l'organisation des Krankenkassen (caisses d'assurances contre la maladie) et des caisses d'assurances contre l'invalidité. Les médecins des Krankenkassen sont ceux qui envoient le plus souvent les malades dans les sanatoria, et lorsque la caisse ne peut plus payer les frais d'entretien du malade, elle le passe à la caisse contre l'invalidité. Celle-ci, qui cherche par tous les moyens possibles à éviter des charges permanentes, fait tous ses efforts pour guérir les malades et pour empêcher la propagation dans la famille. Ce sont les caisses contre l'invalidité qui ont pour la plupart organisé les établissements hospitaliers dont nous allons avoir à nous occuper. Elles y ont été aidées et encouragées par l'initiative privée et par les sociétés de la Croix Rouge.

A. — Hospitalisation.

Hospitalisation diurne.

L'hospitalisation peut se diviser en hospitalisation diurne et en hospitalisation permanente.

L'hospitalisation diurne n'existe guère qu'à Berlin et jusqu'ici sous la surveillance de la « Croix Rouge ». Elle est faite autant pour les tuberculeux que pour les convalescents en général, mais ce sont surtout les tuberculeux qui en profitent.

Baraques.

La « Croix Rouge » a fait dresser dans une forêt des environs de Berlin des baraques de Docker, qui sont les modèles adoptés pour les hôpitaux temporaires de campagnes. On a limité par un grillage une partie de la forêt de façon à empêcher les passants de déranger les malades et on a construit des abris pour permettre aux malades de se coucher en plein air; il a fallu également installer une prise d'eau, des cabinets. Les malades arrivent le matin en tramway ou en chemin de fer, passent la journée en plein air, se reposent pendant les heures prescrites par les médecins, lisent, jouent. On leur donne gratuitement du lait qui est payé pour chacun par les « Krankenkassen ». Ce lait est payé comme remède, la caisse ne pouvant le payer comme aliment. La caisse paie pour chaque malade une somme comme prix de son transport et comme prix de sa nourriture, soit 30 à 40 centimes de transport et 25 à 50 centimes pour le lait. Cette somme est considérée comme représentant le prix de l'entrée dans l'établissement, cette entrée étant un moyen thérapeutique que la caisse est autorisée à payer.

Comme personnel : une sœur, un cuisinier, une laveuse de vaisselle, un gardien. Ce personnel est payé sur la différence entre le prix d'achat du lait aux fournisseurs (vingt centimes) et le prix payé par la caisse (vingt-cinq centimes). On reçoit en moyenne cent trente malades par jour. Un établissement de ce genre ne coûte pas plus cher que la fondation d'un seul lit dans un hôpital. Les dépenses totales sont par an 7,396 marks[1], dont 637 marks pour le personnel, 524 marks pour les frais du bureau installé à Berlin, 6,234 marks pour l'installation de l'exploitation. Le lait consommé occasionne une dépense de 2,700 marks.

Le repas de midi est payé par la malade sur ses propres deniers, il coûte environ 30 à 40 centimes de notre monnaie (en dehors du lait). C'est un repas copieux, bien préparé, fourni par une Société qui possède trois ou quatre débits dans Berlin et qui a pour but de procurer aux ouvriers une nourriture saine et abondante. Je suis allé y prendre un repas. Les salles sont grandes, confortables, le service est fait d'une façon suffisante, la cuisine est d'une propreté remarquable ; on a, en somme, pour ce modique prix un repas meilleur que celui d'un restaurant parisien à 1 franc 25.

Le succès obtenu par ces lieux de repos et les services qu'ils

(1) La valeur du mark est de 1 fr. 25.

rendent aux malades y passant la journée sont tels que l'année prochaine on doit en augmenter le nombre et peut-être même les laisser ouverts pendant l'hiver. Du 20 mai au 1er août 1901, quatre-vingt-trois « krankenkassen » ont envoyé à Jungfernhaide trois cents malades. Aux deux établissements de « Pankowschönhausen » du 18 juin au 1er août, vingt-sept « krankenkassen » ont envoyé trois cents malades femme ; la durée du séjour est de quatre semaines.

Voici maintenant les conclusions officielles du rapport rédigé par la « Croix-Rouge », après une expérience d'un an dans « l'Hôpital diurne » de Jungfernhaide, près de Berlin :

1° Les lieux de repos destinés aux convalescents et organisés à la périphérie des grandes villes de façon à assurer leur séjour en plein air répondent à un besoin ;

2° Il est possible de les organiser dans des conditions qui répondent aux règles générales de l'hygiène et à peu de frais ;

3° Il serait nécessaire de modifier le mécanisme des « krankenkassen » de façon à assurer le fonctionnement entièrement gratuit de ces institutions ;

4° Il faut organiser des établissements de ce genre réservés exclusivement aux tuberculeux ;

5° Les Sociétés d'utilité publique, notamment la « Croix-Rouge », trouveront là un moyen utile de s'employer.

Hospitalisation permanente. — 1er *Groupe*.

Les sanatoria existant actuellement en Allemagne ont été construits suivant des types notablement différents tantôt par l'initiative des sociétés privées comme la « Croix Rouge », tantôt par les caisses de maladie, tantôt par les communes. Il en résulte des différences assez considérables dans le type des bâtiments construits, et la répartition géographique de ces sanatoria ne correspond pas très exactement à celle des villes habitées pas lss malades qui y sont reçus. On sait que les premières institutions de ce genre, réservées aux malades riches, ont été construites avec une préoccupation spéciale de l'altitude, préoccupation qui semble devoir jouer, aujourd'hui, un rôle très secondaire dans les dispositions prises par les constructeurs de ces établissements.

D'autre part, les premières institutions présentaient des défauts qu'on n'a pas su toujours éviter dans celles plus récemment construites, et enfin les ressources éminemment variables suivant les villes, les provinces ou les Etats font qu'il est impossible d'établir une classification scientifique ou climatologique de ces établissements. Il est plus simple de prendre quelques-uns d'entre eux comme types et de former ainsi des groupes qui, pour être artificiels, ne permettront pas moins de juger la valeur des efforts considérables qui ont été faits.

Les sanatoria de *plaine* sont représentés par deux principaux types : *Grabowsee* (Berlin) et *Planegg* (Munich). Ce sont, d'ailleurs, sinon les plus anciens établissements populaires, du moins deux des plus anciens.

Grabowsee.

L'établissement de *Grabowsee* a été construit, en avril 1896, dans une région absolument plate qui constitue, aux environs de Berlin et au Nord, une étendue de plusieurs centaines de kilomètres, à soixante-dix ou quatre-vingts kilomètres de la ville. D'autre part, l'établissement est situé à cinq ou six kilomètres au nord de la ville d'Oranienburg. C'est une plaine de sable à peine entrecoupée de dunes légères, semée d'étangs et plantée de forêts où dominent les sapins. On a choisi un emplacement boisé entre une de ces dunes et un étang : le lac de Grabowsee ; c'est un espace plat d'environ vingt hectares, et l'Etat, l'administration des domaines, celle des forêts sont tombés d'accord pour abandonner la jouissance de ce terrain moyennant une location minime. La « Croix-Rouge » s'est mise en devoir d'y installer un sanatorium. Cet espace a été aussi particulièrement choisi un peu en raison des difficultés soulevées par un propriétaire voisin qui, pour ne pas se trouver en contact immédiat avec le sanatorium, a offert des facilités très grandes pour qu'il fût possible de l'installer à une grande distance de chez lui.

La société de la « Croix Rouge » n'est pas riche, elle subsiste surtout grâce aux dons plus ou moins importants qu'elle obtient de la charité, de la vanité ou de la crainte que le public riche a du « Socialisme ». On commença très modestement, en installant au milieu du bois des baraques du matériel de guerre de la Société; puis, peu à peu, on est arrivé à construire trois pavillons en maçonnerie séparés les uns des autres par quelques métres et formant les trois côtés d'un rectangle ouvert au Midi. Un peu sur les côtés, en arrière du pavillon ouest, se trouvent les chambres d'observation et le logement du personnel médical dans un pavillon séparé; un autre pavillon contient les cuisines, la salle à manger et les machines. Un autre renferme la buanderie et le matériel d'éclairage (acétylène).

Le sous-sol fournit une eau assez potable et les matériaux usés, les matières fécales sont envoyées sous pression dans une fosse située au sommet de la dune qui se trouve au nord de l'établissement. Après avoir séjourné quarante-huit heures dans la fosse à fermentation, elles sont oxydées par leur passage sur une couche filtrante établie suivant le même principe que les filtres de sable et de pierre employés pour clarifier l'eau potable. En sortant des filtres les liquides inodores, et presque clairs, sont emmenés pour être déversés sur des champs d'épandage situés à quinze cents mètres environ de l'établissement, et dont on a fait l'acquisition.

Les malades ont à leur disposition pour la journée un certain nombre de baraques ouvertes d'un seul côté et où ils peuvent se reposer ; on a respecté les arbres partout où cela était possible, si bien que l'établissement reste abrité contre le soleil et le vent. Les malades sont soumis à une observation préalable de cinq à six jours pendant lesquels on s'assure qu'ils ne sont pas dans un état de tuberculose avancée. Ils proviennent en partie : un quart environ d'un choix fait par les médecins des caisses de maladie, pour les cinq huitièmes environ d'un choix fait par les médecins des « Caisses d'invalidité » de Berlin, des villes hanséatiques, de Brandebourg, de Saxe-Anhalt, de Posen, des provinces Rhénanes, d'Oldenbourg ; un huitième des malades paient eux-mêmes les frais de séjour, un ou deux sont entretenus par des bienfaiteurs privés.

En 1900, le nombre des malades reçus, qui ne doivent comprendre d'ailleurs que des hommes, a été de 389. Le traitement consiste en aération continue pendant le séjour, grâce à des promenades sous bois et au séjour couché dans les baraques ouvertes ; en hydrothérapie qui est appliquée dans un local d'ailleurs bien organisé dans ce but ; en aération nocturne continue rendue facile par la dimension restreinte des chambres ne contenant pas plus de quatre lits chacune. On emploie d'ailleurs extrêmement peu de médicaments : un peu de codéine, un peu d'atropine.

Résultats. Au point de vue du résultat, si nous prenons par exemple et au hasard la statistique allant du 1er octobre 1897 au 30 septembre 1898 (nous pourrions choisir un exemple plus récent), on compte, sur 349 entrants : 16 *guérisons*, 285 *améliorations*, 40 *non améliorations*. Sur les améliorés, il y en avait 47 dont on pourrait dire qu'ils étaient presque guéris. Les malades coûtent environ 3 marks 50 par jour (4 fr. 37) et la durée moyenne du séjour de chacun varie entre deux et huit mois. Le maximum des améliorations s'obtient entre le troisième et le cinquième mois et le maximum des guérisons entre le cinquième et le septième. Il y a des malades qui sont restés jusqu'à quinze mois. Ces durées sont fort longues comparativement à celles du séjour dans les autres sanatoria dans lesquels nous verrons que le séjour est généralement moins prolongé. On peut se rendre compte que malgré les facilités de conserver les malades intéressants pendant le temps qu'il semble nécessaire, on n'arrive pas à obtenir un nombre de guérisons bien considérable.

Grabowsee, étant une institution privée, est en effet plus libre que les autres de garder les sujets le temps qu'il lui plait et les admissions y sont fort sévères : les malades qui présentent des lésions bilatérales, ceux qui n'ont qu'un côté atteint mais qui présentent des lésions allant du sommet jusqu'au-dessous de la clavicule et tous ceux dont l'état est plus grave encore sont exclus. On choisit des sujets dont les poumons ne sont atteints que d'un seul côté et dont les lésions se limitent à une très petite partie du sommet. C'est dire que le diagnostic de ces cas est extrêmement difficile et que l'on peut se demander si les guérisons constatées ne se seraient pas produites d'elles-mêmes étant donné leur petit nombre sur un ensemble aussi rigoureusement choisi.

Pendant le séjour des malades, on s'inquiète de donner à leur famille des secours qui permettent de remplacer dans une certaine mesure les pertes qu'elle peut subir du fait de l'absence du chef de famille. Les sommes ainsi distribuées sont en moyenne de 12 fr. 50 par semaine. Si ces secours n'étaient pas distribués, il deviendrait, en effet, difficile de persuader à des individus aussi peu malades que ceux qui sont soignés, de la nécessité qu'il y a, pour eux, de quitter leur famille.

A leur sortie, on cherche à procurer du travail à ces convalescents et de préférence on tend à provoquer de leur part une émigration vers la campagne. Ce but est encore loin d'être atteint : il faudrait avoir, ce qui n'existe encore qu'à l'état de projet, des stations intermédiaires dans lesquelles on occuperait les individus qui sortent du sanatorium en les conservant groupés sous une direction commune.

A *Grabowsee*, on amuse les malades à soigner les jardins, mais le nombre de ceux qui consentent à se livrer à un travail corporel est relativement faible. Cela leur déplait parce qu'ils s'imaginent qu'on veut rattraper sur eux une partie des dépenses faites.

La population de « *Grabowsee* », dont le nombre varie encore parce que les constructions projetées sont au moins aussi étendues que celles qui existent déjà, comprend actuellement de 100 à 110 malades qu'il est facile de conduire; la seule peine discipliuaire est l'exclusion; d'ailleurs, la multiplication des occupations et des repos thérapeutiques, la nécessité, six fois par jour, de leur présence dans la salle à manger, fait que les malades sont rares qui vont chercher à la ville voisine des distractions incompatibles avec leur traitement.

« *Planegg* » a été bâti aux environs de Munich, comme « *Grabowsee* aux environs de Berlin, en partie grâce à l'initiative privée, en partie aussi grâce aux sacrifices faits par les « Caisses d'invalidité » (500,000 marks prêtés à 1 1/2 p. 100). L'institution est placée sous la surveillance générale du professeur Ziemssen [1], comme Grabowsee est dirigée par le professeur Gerhardt, de Berlin. *Planegg* est destiné à recevoir les malades hommes qui y sont envoyés par les « Caisses de maladie » et les « Caisses d'invalidité » de Munich, l'Ober-Bayern et par les chemins de fer, un certain nombre paient eux-mêmes leurs frais de séjour. L'établissement a été ouvert le 19 novembre 1898. Il est constitué par

Planegg.

(1) M. le Pr Ziemssen est mort depuis la rédaction de ce rapport.

un corps de logis central flanqué de deux ailes. La façade principale est tournée vers le midi. Le rez-de-chaussée au centre de la façade est occupé par la salle à manger commune et les deux ailes latérales par des locaux dans lesquels les malades font leur cure d'air et de repos.

Le premier étage en façade est occupé par des chambres à coucher de un à cinq lits suivant leurs dimensions. Au deuxième étage, la disposition est la même. Du côté nord se trouve un rez-de-chaussée et au centre les salles d'entrée et les parloirs, au premier et au deuxième étage sur la même façade se trouvent les logements du personnel et les débarras. Au rez-de-chaussée à droite et à gauche du bâtiment central, on a construit deux chapelles : une protestante et une autre catholique ; à soixante-cinq mètres du bâtiment principal se trouvent les dépendances qui contiennent le logement du directeur, de l'aumônier, des sœurs, des bonnes, les machines, les écuries, la buanderie avec ses accessoires, la porcherie, la morgue ; cette dernière mérite d'être signalée ; on ne la montre pas d'habitude dans les établissements similaires.

Les deux bâtiments sont réunis par un passage souterrain dans lequel circulent des tuyaux qui transportent la vapeur d'eau pour le chauffage, les câbles pour l'éclairage et les tuyaux de distribution d'eau potable. Ce souterrain, qui a 2m65 de haut sur 2m85 de large, permet au personnel de passer d'un bâtiment à l'autre sans se mouiller en cas de pluie ou de neige.

Le nombre des malades est au maximum de 120. L'établissement est situé au milieu d'un parc de 17 hectares environ et on n'y a pas laissé les arbres en place comme à « *Grabowsee* », on l'a transformé en jardin anglais. Chaque malade soigné dans une chambre à plusieurs lits coûte environ 3 marks 50 (4 fr. 37), ceux entretenus à leurs frais 5 marks (6 fr. 25) lorsqu'ils sont soignés dans des chambres séparées.

Cette somme de 4 fr. 37 est insuffisante et l'institution est en déficit de 0 fr. 36 par jour et par malade.

Le nombre de journées de malades en 1900 a été de 137-238. Chaque sujet a séjourné environ 90 jours, le nombre de malades étant de 438 en n'y comprenant pas 16 malades soignés dans des chambres particulières avec 725 journées de présence.

A leur entrée, les malades sont distribués en quatre catégories suivant la diffusion de leur lésion ; on distingue entre ceux chez qui elle s'étend à une petite partie du sommet d'un poumon, pour la première catégorie, jusqu'à ceux qui présentent un état grave généralisé pour la quatrième catégorie. En 1000 il y a eu 11 1/2 p. 100 pour la première catégorie, 38,8 p. 100 pour la deuxième catégorie, 31,6 p. 100 pour la troisième catégorie, 18,5 p. 100 pour la quatrième catégorie.

Le traitement consiste en alimentation, aération et repos. Les repas sont multipliés, comme partout, et les malades sont tenus de se réunir à la salle à manger à 7 heures du matin, à 10 heures, à 1 heure, à 4 heures et à 7 heures du soir; le repas principal est à une heure, les autres sont surtout composés de lait et de beurre plus ou moins agrémenté de café au lait; on donne peu de bière, pas du tout à la plupart des malades et pas d'autres boissons alcooliques. Chaque malade est muni d'un crachoir de poche dont il est tenu de se servir exclusivement et qu'il doit désinfecter lui-même; il doit aussi nettoyer lui-même ses vêtements, ses chaussures, et ces dernières sont, comme dans les autres établissements, laissées au retour de la promenade dans une pièce spéciale où elles sèchent et où elles sont nettoyées, salle dans laquelle les malades reprennent leurs pantoufles; ces mesures sont destinées à empêcher l'intro-troduction de poussières trop abondantes dans la maison. Les malades sont autorisés à conserver leurs vêtements de ville à condition qu'ils soient propres, et on leur fournit le linge de table, de lit et de toilette.

Ici également, comme partout ailleurs, les malades ont à leur disposition une salle commune où ils peuvent prendre les soins de propreté dans une cuvette fixée au mur, cuvette à proximité de laquelle se trouve un casier dans lequel le malade conserve ses objets personnels : brosse à dents, savons, peignes, etc. Cette disposition, peu confortable, il est vrai, est rendue moins précaire par l'établissement d'hydrothérapie dont il est fait fréquemment usage, mais l'installation est telle que les malades ne peuvent pas prendre les soins de propreté que réclament les diverses parties du corps, à l'exception des mains et de la figure, lorsque pour une raison quelconque ils ne peuvent se rendre à la salle d'hydrothérapie.

Les matières fécales et les eaux vannes sont détruites par fermentation et épandage.

Le personnel est peu nombreux, il comprend un médecin résidant tenu d'habiter le sanatorium, un médecin-chef, qui habite la petite ville voisine de *Planegg*, une surveillante générale, dix surveillantes, trois gardiens, treize bonnes, un garçon, un jardinier, deux machinistes et deux chauffeurs. Le personnel médical coûte 1,800 marks par an. L'administration 11.196 marks. L'aumônier 600 marks. Ici, comme partout ailleurs, on use peu de médicaments, pour 1.000 marks par an au plus. La charge la plus lourde est constituée par le chauffage, qui revient à 26.500 marks ; mais il faut dire que le chauffage comprend celui des machines, que celles-ci assurent l'éclairage de l'établissement et que l'on ne dépense en plus pour la lumière que 37 marks pour l'année.

L'établissement possédait jusqu'à aujourd'hui des vaches qui fournissaient une partie du lait : mais cette année on va les supprimer, la dépense étant trop élevée pour les avantages qu'elles offraient.

Résultats. Après un séjour moyen de 78 jours, les malades sortis dans cette même année 1900 présentaient les modifications suivantes de leur état : 1re catégorie, 15,4 p. 100 ; 2e catégorie, 38 p. 100 ; 3e catégorie, 32,5 p. 100 ; 4e catégorie, 8,3 p. 100. En envisageant les résultats sous un autre jour, on voit que pour 314 cas, on a eu comme guérison clinique, 0 cas ; comme amélioration notable, 45 cas ; comme amélioration, 203 cas ; comme état stationnaire, 38 cas ; comme aggravation, 27 cas ; comme mort, 1 cas. En résumé, les résultats sont moins brillants qu'à *Grabowsee* ; cela tient peut-être à ce que les malades envoyés à *Planegg* étaient certainement plus tuberculeux que ceux envoyés à *Grabowsee*.

Harlaching. Près de Munich se trouve une autre institution également dirigée par le professeur Ziemssen : *Harlaching*, fondation des hospices de Munich. Ce sanatorium est destiné aux malades des deux sexes ; il est situé à la lisière d'une forêt de sapins, à quatre ou cinq kilomètres de la ville. Il est encore en voie de développement, ne comprend qu'un bâtiment composé d'un corps de logis central et de deux ailes, chaque moitié étant réservée à l'un des deux sexes ; le corps central comprend deux corps de logis séparés par un mur épais. Des deux côtés de la séparation existent des salles communes. Les ailes sont construites de façon à présenter deux salles à chaque étage, placées bout à bout ; chaque salle contient une vingtaine de lits, les uns à côté des autres, et s'ouvre au nord, sur une cour par des doubles fenêtres et sur le côté sud, par des portes vitrées, donnant sur une galerie affectée à la cure de repos et de plein air.

Les bâtiments d'exploitation et la machinerie occupent, pour le moment, une surface plus importante que les bâtiments d'hospitalisation, encore en voie de développement.

Cet établissement reçoit des tuberculeux au début, et surtout des malades qui ne sont pas encore tuberculeux, malades venant de Munich. M. le professeur Ziemssen est, en effet, parvenu à faire comprendre à l'administration hospitalière qui préférait agrandir ses locaux de la ville, que nombre d'individus, comme les convalescents des maladies aiguës, les chlorotiques, les surmenés, avaient plus d'avantages à habiter la campagne et à s'y reposer, qu'à absorber les drogues, et que les précautions hygiéniques sont suffisantes pour que les tuberculeux au début qu'on envoie dans le sanatorium ne constituent pas un danger pour les autres malades.

Nous aurons à revenir plus tard sur cette conception de la lutte contre la période prétuberculeuse, mais nous devions signaler ici l'établissement d'Harlaching, puisqu'il a été conçu dans des conditions analogues, comme disposition géographique, à ceux de « *Grabowsee* » et de « *Planegg* », quoique dans des conditions luxueuses déjà plus grandes.

On construit en ce moment près de Berlin, au-delà de Postdam, à une heure de chemin de fer, à « *Beelitz* », un sanatorium destiné à recevoir des tuberculeux et, en partie, des convalescents ordinaires. Ce sanatorium a été construit par la Beelitz.

« Caisse d'invalidité de Berlin », il est divisé en deux parties situées à 1,500 mètres l'une de l'autre et séparées par la ligne de chemin de fer. Une partie, à gauche en venant de Berlin, comprend le palais des machines, l'établissement modèle d'hydrothérapie et les bâtiments pour convalescents et neurasthéniques. L'autre, à droite, comprend les bâtiments pour tuberculeux.

Une route perpendiculaire à la voie ferrée traverse les deux groupes de bâtiments et sépare les hôpitaux réservés aux hommes de ceux qui sont destinés aux femmes. Le chauffage, l'éclairage, la distribution d'eau, l'évacuation des matières fécales sont assurés dans l'ensemble de tous ces bâtiments par le palais des machines dont nous parlions tout à l'heure, et un passage souterrain de plus de deux kilomètres de développement assure la surveillance facile des tuyaux de service.

Les cuisines occupent un bâtiment commun pour chaque section à droite et à gauche de la voie ferrée. L'installation hydrothérapique constitue un modèle du genre. En résumé, ce sanatorium est un palais dont les premiers occupant ne prendront qu'au printemps prochain possession, et dont la construction et l'aménagement auront coûté environ dix-huit millions de notre monnaie, pour une hospitalisation de 400 à 500 malades. C'est un bel exemple de la puissance financière des caisses d'invalidité, qui ne savent trop quel emploi donner aux sommes qu'elles reçoivent.

Edmundsthal. Près de Hambourg, à « Edmundsthal », se trouve encore une institution analogue à celles que nous venons de décrire. Elle a été ouverte au début de 1899, elle appartient à la ville de Hambourg. « Edmundsthal » a reçu, en 1900, 226 malades sur 320 qui se présentèrent, la différence étant constituée par les candidats étrangers à Hambourg et ceux qui furent trouvés trop malades. Chaque malade a séjourné en moyenne quatre-vingt-dix-neuf jours, et les résultats sont résumés dans le tableau ci-contre :

	Entrés	Guéris	Sortis-Amélio.	Non-Amélior.	Morts
Lég. mal.	112	66	44	2	0
Moy. —	68	2	59	5	2
Très —	46	0	35	11	0
	226				

La différence avec le total des entrants (226) représente les malades qui n'étaient pas sortis à la fin de 1900.

Ces résultats sont merveilleux, mais si nous envisageons la question à un autre point de vue en étudiant ce que sont devenus 33 malades guéris, sortis en 1899, on trouve que ces malades guéris comprennent, à la fin de 1900, 12 individus qui avaient pu travailler sans présenter d'accidents et 21 dont l'état avait comporté toute la gamme des accidents, depuis une indisposition légère et passagèrement répétée jusqu'à la mort.

Il ne faut donc, là encore, pas attribuer au terme *guéri* une rigueur par trop mathématique. Des tuberculeux qui continuent à présenter des accidents, même légers, sont exposés à tous les dangers que comporte leur maladie.

A « *Planegg* », à « *Harlaching* », à « *Edmundsthal* » comme à « *Grabowsee* », l'administration vient en aide aux familles nécessiteuses dont les chefs sont retenus par leur traitement ; les secours distribués varient de 5 à 14 marks par semaine et atteignent annuellement environ 1.800 francs de notre monnaie.

Cottbus.

Le Brandebourg a fait construire un sanatorium à « *Cottbus* », à 120 kilomètres de Berlin, également en plaine, dans un pays riche en étangs alimentés par la Spree, qui se divise là en un nombre infini de bras. Cette création récente, réservée aux femmes, est bâtie sur le même modèle que « *Planegg* » et est de date encore trop récente pour qu'on puisse en avoir des résultats statistiques complets. Cet établissement est situé à 8 kilom. de « *Cottbus* », dans une forêt de sapins dont on a défriché une partie. Nous devons signaler ici une particularité qui ne se retrouve pas ailleurs ; on pratique à « *Cottbus* » le tout à l'égout sans désinfection préalable. Il en résulte que le médecin-directeur considère que le sol des champs d'épandage est trop infecté de bacilles pour qu'on puisse l'employer à la culture.

Au point de vue statistique, les malades se divisent en trois groupes : 70 °/₀ des malades sont au premier stade de la maladie; 35 d'entre elles n'ont pas de bacilles dans leurs crachats et on est obligé pour préciser la notion de tuberculose, tellement les lésions sont légères, de leur injecter de la tuberculine ; 25 °/₀ sont au deuxième stade de la maladie et enfin il y a quelques malades au troisième stade que l'on cherche à éliminer.

L'établissement a huit chambres particulières permettant de recevoir des malades payantes ; le coût de la pension est de 5 marks 75 par jour (7 fr. 20).

Les malades gratuites, c'est-à-dire entretenues par les « Caisses d'assurances » coûtent 3 marks 75 par jour (4 fr. 70). L'établissement a coûté 670,000 marks (840,000 fr.).

Les résultats donnent environ un tiers de femmes capables de conserver leur activité professionnelle pendant trois ans. Le reste est amélioré à un degré variable. Les succès obtenus sur ces deux derniers tiers persistent au maximum de huit à neuf mois.

Si l'on veut bien réfléchir que 35 p. 100 du total, c'est-à-dire un tiers, n'ont pas de bacilles dans leurs crachats ni de signes stethoscopiques suffisants pour asseoir un diagnostic, puisqu'il faut leur injecter de la tuberculine; que la tuberculine détermine la réaction caractéristique quelle que soit la localisation du bacille, que les préposés médicaux de l'établissement détruisent avec soin tous les foyers amygdaliens et pharyngiens suspects, on peut se demander si ces malades, améliorées d'une façon durable, n'étaient pas simplement atteintes d'une infection superficielle des premières voies respiratoires. Ces résultats ne constituent d'ailleurs que des prévisions, l'établissement n'étant ouvert que de cette année.

Sanatoria d'altitude moyenne. — 2ᵐᵉ *Groupe.*

Berka. A « *Berka-sur-Ilm* », à trois kilomètres de la ville, dans une forêt de sapins dominant la vallée et à environ cent-cinquante mètres d'altitude, on a construit sous le patronage de la *Sophien-Hause* (institution patriotique des femmes du grand-duché de Saxe-Weimar), avec la collaboration de la « Caisse d'invalidité » de la Thuringe, un établissement ouvert le 1er juillet 1898. Cet établissement peut contenir d'une façon permanente 100 malades et 30 malades pouvant, pendant l'été, être installés dans des baraquements récemment construits à cet effet. Le sanatorium est constitué par un grand bâtiment abrité au nord, à l'est et à l'ouest par la forêt et dont la façade sud s'ouvre sur un paysage de très grande étendue, formé de forêts immenses, entourant une vallée dans laquelle est enclavée une petite ville moyenâgeuse située à 1,500 mètres « *Tannroda* ». Le bâtiment a une forme rectangulaire allongée, à chaque extrémité duquel font saillie deux pavillons. Le bâtiment central comporte au rez-de-chaussée et au midi une grande salle à manger, derrière laquelle se trouve le bâtiment réservé aux cuisines, à la laverie et aux bains. De chaque côté de la salle à manger se trouvent deux salles ou les malades peuvent séjourner quand il pleut. Au rez-de-chaussée des pavillons se trouvent les salles, dans lesquelles les malades déposent leurs vêtements et les chambres réservées aux médecins et aux sœurs (sœurs protestantes) et en avant, au sud, quatre chambres de malades de deux lits chacune. Au premier étage du bâtiment central, au-dessus de la salle à manger et des chambres de séjour, on trouve des chambres de deux à trois lits et dans chaque aile deux chambres de six lits et deux de deux lits. Au rez-de-chaussée et au premier étage, en arrière des pavillons, les water-closets; au premier étage, au-dessus de la cuisine, se trouve le logement des sœurs et deux chambres de deux lits, mal exposées.

Les eaux ménagères sont épurées par le drainage (épandage souterrain), les matières fécales tombent dans des voitures qui les emportent tous les jours (tinettes mobiles). Derrière le bâtiment central se trouvent les locaux réservés à la machinerie et au personnel ainsi que la buanderie. Eclairage électrique, chauffage à la vapeur d'eau sous basse pression.

Les pièces mesurent de 33 à 35 mètres cubes d'air par habitant; chaque chambre contient une table de toilette; les corridors sont assez larges pour permettre les promenades les jours de pluie; la ventilation est assurée par un appel d'air venant de la cave et qui aère les corridors et les salles communes.

Quant à la ventilation des chambres, elle est assurée par une imposte toujours ouverte et par une ouverture ménagée au bas des portes.

Les malades se couchent pendant le jour dans des baraquements fermés de trois côtés dont l'ouverture est au sud, mais pendant les journées tièdes, les malades transportent volontiers leur lit de repos à l'abri des arbres.

L'établissement a soigné, en 1900, 470 hommes avec un total de journées de présence de 30.627. Les malades ont séjourné en moyenne 61 jours chacun. Ils ont été envoyés au nombre de 395 par les « caisses d'invalidité » de la Thuringe, 41 par la caisse d'invalidité de Saxe-Anhalt, 16 par la caisse de pension de la Société des chemins de fer de la Hesse prussienne, 14 sont venus à leurs frais. Un certain nombre de malades n'ont passé que 42 jours dans l'établissement.

On les a divisés à l'entrée en trois groupes suivant l'étendue de leur lésion pulmonaire : premier stade, ceux dont les lésions atteignent au plus un lobe pulmonaire ou deux demi-lobes : 45 ; deuxième stade : ceux dont les lésions atteignent au maximum un lobe, mais qui présentent des cavernes ou de l'infiltration compacte, ou dont les lésions légères atteignent deux lobes : 117 ; troisièmement, les malades plus gravement atteints : 50.

Le lever a lieu à 6 h. 1/2, les malades se lavent à l'eau froide la poitrine et le dos ; à 7 heures, premier déjeuner, thermométrie, douches ; jusqu'à 10 heures, promenade ou travail, suivant la prescription médicale ; à 10 heures, deuxième déjeuner, puis promenade ou cure de repos ; à 4 heures, goûter, puis jusqu'à 6 h. 1/2, promenade ; à 7 heures, souper, jusqu'à 9 heures cure de repos ; enfin à 9 h. 1/2, coucher, après lavage à l'eau froide de la poitrine et du dos.

A part cela, aucune médication spécifique, à peine quelques médicaments destinés à calmer les manifestations gênantes.

A la sortie, les malades ont été répartis en quatre groupes : premièrement, ceux qui ne présentent plus de signes extérieurs, soit : 33,7 p. 100 ; deuxièmement, ceux qui moyennant certaines mesures hygiéniques peuvent résister un certain temps : 23,8 p. 100 ; troisièmement, ceux qui restent fragiles ; 20,2 p. 100 ;

quatrièmement, ceux qui n'ont obtenu aucun résultat : 18,5 p. 100.

On s'occupe de leur trouver à leur sortie des occupations compatibles avec leur état, on améliore autant que possible les logements dans lesquels ils habitent, mais il n'y a là encore qu'une organisation rudimentaire.

Le prix de la journée est de 4 fr. 47 centimes.

L'Etablissement de Sulzhayn, bâti dans le Harz près de Ellrich, a été construit par la caisse des pensions du nord de l'Allemagne, à Halle, organisation particulière de caisse d'assurances qui a été autorisée à continuer son fonctionnement après la promulgation de la loi sur les Caisses d'invalidité. Ce sanatorium a été construit sur un plan comparable à celui de « *Planegg* ». Sülzhayn.

Sur la façade, au sud, se trouve au rez-de-chaussée un hall de repos; les chambres à coucher sont distribuées à l'étage supérieur, avec des promenoirs. Le pavillon central est appliqué contre le flanc d'un côteau abrupte, si bien que les malades ont peu d'espace pour la promenade en terrain plat. L'établissement, fondé en 1897, a coûté 870.000 marks (1.087.500 francs). Il a été construit avec tout le luxe des hôpitaux allemands modernes : angles arrondis, sol des couloirs recouvert de linoléum ou de parchemin; éclairage, ventilation, chauffage, buanderie assurés par une machine.

A côté de cet établissement exclusivement réservé aux pauvres, se trouve un sanatorium pour les malades payants, et qui est placé sous la direction du même médecin-chef.

Les malades, tous envoyés par la caisse de Halle, séjournent en moyenne quatre-vingt-neuf jours, proportion à peu près la même que partout ailleurs, et les améliorations sont représentées par la différence qui existe entre le nombre, des malades entrants au premier stade : 36,7 p. 0/0 et dans le nombre des sortants au même stade, soit 44 p. 0/0. Sur ce nombre environ 7,4 p. 0/0 représentent ceux dont l'état était presque normal.

Le prix de la journée est d'environ 4 fr. 70. Dans le *Wurtemberg*, près de *Oppenweiller* sur la ligne de *Stuttgard* à *Halle*, se trouve l'établissement de *Wilhemsheim* inauguré à la fin de Wilhemsheim.

1900. Cette station est situé à 50 mètres du sommet d'un contrefort des monts de *Löwenstein*, à 175 mètres d'altitude au-dessus de la vallée. C'est un grand bâtiment rectiligne à façade sud jouissant d'une vue étendue et contenant des lits pour 100 malades, hommes. En disposition symétrique à un corps central se trouvent des pavillons. L'établissement ne possède pas de caves: à la partie sud-ouest, on trouve la machinerie pour le chauffage, et les caves ont été construites en arrière dans la montagne.

Le bâtiment est allongé de façon à éviter aux malades le besoin de monter. Le rez-de-chaussée forme en avant ce qui est le sous-sol en arrière. Il contient dans chaque pavillon un grand local abrité pour le séjour en cas de pluie. De chaque côté du bâtiment principal se trouvent installés les douches, le logement des chauffeurs et les salles de service. Chaque pavillon contient du côté nord les salles destinées au dépôt des chaussures après la promenade et d'autres locaux affectés à leur nettoyage et à celui des vêtements. Au rez-de-chaussée, soit au premier étage sud, on trouve au centre du bâtiment principal les locaux administratifs et de chaque côté, jusque dans les ailes, des chambres de un, deux, trois, quatre, cinq lits. En arrière du bâtiment principal, au-dessus des caves, réunies par un passage couvert, se trouve la salle à manger et plus en arrière encore les cuisines. La même disposition se retrouve au premier étage (deuxième étage de la façade sud). Les mansardes du bâtiment central et des pavillons sont destinées au logement des domestiques et au grenier.

En arrière et un peu sur les côtés, est située la maison du médecin-directeur, contre la façade de laquelle sont adossées les baraques pour la cure de repos et de plein air. De l'autre côté, la buanderie et les machines se trouvent dans un pavillon distinct. Sur l'alignement du bâtiment est établie une deuxième baraque pour la cure de repos et de plein air. L'éclairage se fait à la lumière électrique, le chauffage à la vapeur d'eau et une circulation abondante d'eau potable sous pression suffisante est assurée par des machines.

Les eaux vannes sont détruites par fermentation et filtration comme à « *Grabowsee* ». Les crachats sont désinfectés à la vapeur avant d'être envoyés à l'égout.

Les malades sont envoyés par la Caisse d'invalidité, ainsi que par les corporations ouvrières et les chefs d'établissements industriels.

Le Wurtemberg est d'ailleurs moins frappé par la tuberculose que les autres régions de l'Allemagne : 31 p. 100 de décès y sont causés par la tuberculose, tandis que la moyenne générale de l'Empire est de 34,2 p. 100; c'est une des plus faibles sinon la plus faible proportion.

Les malades coûtent environ 3 marks 50 par jour, non compris la boisson et les bains, les douches faisant partie du traitement. Les malades doivent apporter leurs vêtements. Il n'est pas possible de donner des renseignements statistiques, la fondation étant de date trop récente.

Sanatoria d'altitude élevée. — 3e *groupe*.

Glückauf et Oderberg.

Les villes hanséatiques ont fait bâtir dans le Hartz, à 640 mètres d'altitude, près de Saint-Andreasberg, les deux établissements de « *Gluckauf* » et « *Oderberg* ». Le premier pour les femmes, le second pour les hommes.

« Oderberg » peut recevoir, au maximum, de 118 à 120 malades. On y a soigné, en 1900, 433 personnes avec un total de journées de 29,720; la moyenne du séjour a été de onze à douze semaines, quelques malades ont séjourné onze semaines et quelques autres y sont restés jusqu'à quatorze et même dix-huit semaines. Les frais sont de 5 marks 98 par jour (7 fr. 47).

A « Gluckauf », on a soigné, aussi en 1900, 197 personnes et 51 pensionnaires. La durée du séjour est la même qu'à « Oderberg », le prix de journée est de 3 marks 36 (4 fr. 20).

Les résultats fournis par le traitement à « Oderberg » peuvent se diviser ainsi : guérisons : 13, soit 4 p. 100; améliorations : 257, soit 73 p. 100; non améliorations : 61, soit 17 p. 100; aggravations : 18, soit 5 p. 100. Comme résultat pratique, activité professionnelle complète : 300, soit 86 p. 100; activité partielle : 26, soit 7 p. 100; activité nulle : 23, soit 7 p. 100.

Le médecin-directeur (Docteur Ott), qui n'emploie pas la

tuberculine, fait remarquer que l'examen clinique ne suffit pas toujours pour affirmer la réalité du diagnostic de la tuberculose. Le personnel médical est d'ailleurs insuffisant pour qu'il soit permis de faire des examens répétés des crachats au point de vue des bacilles. Cette réserve est importante, car elle diminue singulièrement la valeur du nombre des malades considérés comme guéris; en effet, le nombre des entrants appartenant au groupe du premier stade est considérable : 246, 70 p. 0/0 et sur ce nombre on signale treize guéris; on peut se demander s'il n'y avait pas là simplement des phénomènes de bronchite chronique sans tuberculose à proprement parler.

A *Gluckauf*, on a trouvé sur 124 malades, 72,9 p. 0/0 de malades améliorés, 29,23 p. 0/0 de non-améliorés; 7, soit 4,1 p. 0/0 d'aggravés.

De 1893, date de leur fondation, à la fin de 1900, il a été soigné à « Oderberg » 1,154 hommes et à « Gluckauf » 219 femmes.

Résultats obtenus par les villes hanséatiques.

Les villes hanséatiques ont en outre envoyé des malades à « Renburg », qui appartient à Brême et se trouve à « Saint-Andreasberg », établissement que nous n'avons pas visité, à « Altenbrock », à « Grabowsee », à « Salzulfen », à « Gorsbersdorf », à « Tabarz », à « Busum », à « Oeynhausen », à « Westerland auf der Sylt », à « Zwischenahn », à l'hôpital de « Lubeck », à « Edmundsthal », à « Trittau », à « Vogelsang », un total de 3,556 individus, dont 2,319 hommes et 1,307 femmes; 3,250 malades ont été soignés pendant plus de quatre semaines; voici les résultats obtenus lorsque la cure a duré ainsi un certain temps.

Sur un total de 3,578 malades :

1° Manifestation légère au début, disparue 696, soit 19,5 % : 396 h., 17,3 %; 300 f., 23,2 %;

2° Manifestation légère non modifiée 626, soit 17,5 % : 317 h., 13,9 %; 309 f., 21 %;

3° Manifestation marquée notablement diminuée 1,570, soit 43,9 % : 1072 h., 46,9 %; 498 f., 38.5 %;

4° Manifestation marquée non diminuée 465, soit 13 % : 330 h., 14,7 %; 120 f., 10 %;

5° Aggravation 216, soit 6 % : 16 h., 7 %; 55 f., 4,2 %;

6° Morts 5, soit 0,1 % : 4 h., 0,2 %; 1 f., 0,1 %.

Un certain nombre de ces malades ont été soumis à une deuxième cure : 216 hommes et 94 femmes.

Si maintenant nous cherchons à nous rendre compte de la durée des résultats obtenus, nous verrons que sur 3,259 personnes soignées jusqu'à la fin de 1900, on a pu avoir des renseignements sur 1,370 seulement d'entre elles, non compris les malades ayant quitté l'établissement au cours de 1900.

	11 malades sortis depuis plus de 6 ans	123 sortis entre 5 et 6 ans	215 entre 4 et 5	209 entre 3 et 4	343 entre 2 et 3	403 entre 1 et 2	6 depuis moins d'un an
0 Pas de lésions cliniques........	»	0,8 %	1,9 %	4,1 %	1,2 %	3,5 %	»
0 à 1. Pas de manifestations anormales au moment de l'examen.	18,2 %	7,3	13	31,2	8,2	5,5	»
1. Améliorés depuis leur sortie........	36,4	25,2	18,1	20,1	15,2	12,7	»
2. Même état........	36,4	42,3	47,0	42,4	45,5	55	83,3 %
3. Légère aggravation.	9	18,7	17,2	24,1	27	18,6	16,7 %
4. Aggravation notable	»	4,1	1,4	1,1	1,7	1,2	»
5. Complications tuberculeuses des autres organes......	»	1,6	0,5	»	1,2	3,5	»

Valeur du traitement.

Ces chiffres présentent un gros intérêt, car ils permettent de se rendre compte de la valeur réelle du traitement. A partir de la deuxième colonne, le nombre des malades restant stationnaires ou se trouvent aggravés est notablement supérieur à celui de ceux qui retirèrent un bénéfice du traitement. Le nombre des sujets surveillés augmente à mesure qu'on se rapproche de la date actuelle et la proportion des individus non améliorés ou aggravés augmente également, elle passe de 66 0/0 dans la deuxième colonne, à 78,5 0/0 dans l'avant-dernière. Elle est de 100 0/0 dans la dernière. Si on ajoute à ce nombre les 510 décès que l'on a constatés et le doute que peut émettre le chercheur sur le sort des malades qui n'ont pas été retrouvés, on voit combien il faut se méfier des chiffres optimistes qui résultent de ce que dans la plupart des cas on calcule non les améliorations pulmonaires mais la capacité au travail des individus sortis. Nombre de tuberculeux peuvent travailler et conserver leur activité professionnelle alors que leurs lésions sont déjà assez avancées.

Malchow et Blankenfeld.

Nous avons visité également les sanatoria de « Malchow » et de « Blankenfeld » installés, le premier pour les hommes le second pour les femmes, par la ville de Berlin.

« Malchow » a été bâti dans le parc d'une immense propriété que la ville de Berlin emploie pour assurer l'épandage de ses eaux d'égouts. On traverse pour y arriver des carrés de terre noirâtre entourées de digues et irriguées par des eaux dans lesquelles nagent des détritus de toute espèce ; malgré cet entourage désagréable et légèrement odorant, l'établissement lui-même est assez plaisant. Il n'est affecté aux tuberculeux que depuis une date relativement récente et comporte quatre-vingt-huit lits ; mais ceux-ci sont entassés dans des salles communes. C'est, en somme, l'affectation pour laquelle rien n'avait été prévu d'un bâtiment qui, lors de sa construction, n'était en rien destiné à un tel usage.

« Blankenfeld » peut contenir soixante-trois femmes dans un bâtiment qui forme l'un des côtés d'un quadrilatère constituant lui-même la cour d'une ferme appartenant à la ville et installée également sur des terrains d'épandage. Un joli jardin sépare, comme ici, les malades des terres contaminées, mais en réalité rien n'a été prévu qui puisse donner à cet établissement un caractère en harmonie avec l'allure générale des autres sanatoria.

En revanche, les statistiques qui sont ici sensiblement égales à ce qu'elles sont ailleurs, montrent qu'il est possible d'obtenir un résultat identique et à moins de frais que dans les bâtiments spéciaux.

Albrechtshaus et Marienhaim.

La ville de Brunswick possède deux sanatoria : « Albrechtshaus » et « Marienhaim », près de Stiege dans le Hartz. En 1900, « Albrechtshaus » a reçu 247 malades et « Marienhaim » 102. Un certain nombre de ces malades n'ont pas été soignés pendant un temps suffisamment long.

Les chiffres statistiques portent sur 239 hommes à « Albrecht-shaus » et 106 femmes à « Marienhaim ». La durée du séjour moyen a été de six à treize semaines. Les malades qui ont été améliorés, et sont sortis en possession de leur capacité professionnelle, sont dans la proportion de 67,1 p. 0/0 (hommes) et 76,5 p. 0/0 (femmes). Dans le courant de 1901, trois malades améliorés ont succombé.

Le coût de l'établissement est par lit à « Albrechtshaus » de 2.301 marks, et « Marienhaim » de 2.665 marks, par lit.

Mesures complémentaires.

Pour ménager la transition aux malades sortant du sanatorium entre la nourriture abondante qui leur est donnée et celle plus modeste de la famille, on donne aux ouvriers de Brunswick, pendant vingt jours, un repas qu'ils peuvent prendre à leur gré dans un certain nombre d'établissements.

Dans les autres endroits, la commune est chargée d'assurer cette alimentation transitoire des ouvriers en leur indiquant des auberges et des cuisines populaires où ils peuvent avoir une nourriture saine à bon marché.

Ruppertshain.

Ruppertshain dans le « Taunus » a été construit par la société des Convalescents de Francfort sur le Mein et a reçu, en 1900, 793 malades hommes et femmes dont 191 à leurs propres frais, 475 envoyés par la Caisse d'invalidité, 64 envoyés par la « Caisse de maladie », 60 entretenus par la charité privée, isolée ou collective. La durée moyenne du séjour est de 80 jours comme partout ailleurs, et la proportion des individus améliorés ou guéris (?) atteint le chiffre considérable de quatre-vingt-onze, six pour cent (91,6 p. 0/0). Il y a d'ailleurs des médecins encore plus optimistes, et dans le sanatorium de « Reiboldsgrün » (Saxe), la statistique indique un succès de 100 p. 0/0.

Rigueur des médecins pour le choix des malades.

Tous ces établissements renvoient chez eux les malades qui ne sont pas aptes à être soignés, on pourrait aussi bien dire ceux qui n'améliorent pas les statistiques; mais les médecins prétendent qu'ils sont encore obligés de recevoir beaucoup trop de malades qui sont incapables de bénéficier du traitement. L'un d'eux prétendait qu'il fallait exclure les tuberculeux présentant de la fièvre d'une façon permanente, ceux qui ont des cavernes, ceux dont tout un poumon est atteint, même avec de simples râles de bronchite sans matité, ceux qui présentent des lésions bi-latérales dépassant la clavicule, ceux qui ont une diarrhée fréquente, ceux qui présentent de la tuberculose laryngée, de la tuberculose osseuse, des fistules, les emphysémateux et les bronchectasiques, enfin ceux qui ont des abcès ou de la gangrène pulmonaire, les malades dont le cœur souffre, ceux qui sont atteints de blennorrhagie, de syphilis, de phtiriase, les femmes enceintes. On préfère de beaucoup ceux qui ne présentent pas de bacilles dans leurs crachats, et la proportion en est généralement assez élevée.

Nous pourrions encore analyser les résultats fournis par un certain nombre d'autres sanatoria, mais ce serait peut-être allonger inutilement une description déjà longue. Le nombre des sanatoria augmente constamment ; au moment de notre passage, on inaugurait un bâtiment nouveau près de « Ruppertshain » ; en Alsace-Lorraine, on nous a communiqué le plan d'un bâtiment qui doit s'ouvrir au printemps prochain ; la Thuringe prépare une nouvelle installation à « Römhild » ; le royaume de Saxe se prépare à inaugurer, à frais communs avec le grand-duché de Saxe-Anhalt, un sanatorium à Duben, qui coûtera 850,000 marks. Bref, le mouvement est considérable. Il y aura, au début de 1902, environ cinquante établissements en plein fonctionnement ; on pense arriver à la centaine.

Logements ouvriers à Alténa.

Nous pouvons dire encore quelques mots sur l'organisation des logements réservés aux ouvriers par la Société *Basse* et *Selve*, à Alténa. Cette Société a fait construire des maisons accouplées deux par deux par un mur de refend et destinées chacune à recevoir une famille. Ces maisons sont adossées à la colline et comprennent : un sous-sol (rez-de-chaussée de la façade) destiné aux locaux de décharge et à l'écurie ; un rez-de-chaussée (premier étage de la façade), contenant trois pièces pour la famille ; un premier étage (deuxième de la façade), contenant une grande chambre à coucher et une antichambre réservée au malade et à côté desquelles se trouve un auvent destiné à servir de lieu de repos pour la cure d'air. Cette disposition permet d'employer cette méthode thérapeutique chaque fois que l'état du malade l'exige, sans nécessiter une séparation d'avec les siens. La caisse de maladie permet, d'ailleurs, de lui fournir des fonds de secours pendant le temps nécessaire.

Hospitalisation et isolement.

Enfin, à titre d'essai, on a ouvert à Berlin, dans les faubourgs de la ville, le 15 novembre 1901, une Institution particulière destinée à servir à l'hospitalisation des tuberculeux arrivés à la dernière période de leur maladie. « La Caisse d'invalidité » a acheté une villa et l'a aménagée pour recevoir une trentaine de lits où les tuberculeux viendront mourir dans des conditions de bien-être inconnues chez eux ; cet asile, dans lequel les malades pourront n'entrer qu'avec une certaine appréhension, est situé dans un parc dont on a scrupuleusement respecté l'aménagement, mais qui emprunte à sa destination un caractère particulièrement pénible. Cette mesure est, d'ailleurs, excellente, puisqu'elle tend à enlever aux familles une charge à la fois inutile et dangereuse, sans cependant encombrer les hôpitaux ordinaires.

Résultats.

Il s'agit maintenant d'apprécier la valeur de cette hospitalisation spéciale, au point de vue des résultats qu'elle fournit. On peut compter cinquante établissements au prix moyen de un million chacun, les établissements de luxe comme « Beelitz » augmentant singulièrement la moyenne du prix de revient. Ces cinquante établissements contiennent une moyenne de cent lits chacun et peuvent hospitaliser par an 400 malades à raison de 90 jours par tête : soit 20,000 malades coûtant par jour environ 4 fr. 50, soit 3,270,000 francs de dépense annuelle.

Nous avons vu, au cours de la discussion précédente, combien peu de guérisons réelles étaient obtenues ; nous avons dit que beaucoup de ces malades, en sortant, avaient retrouvé pour une forte proportion leur capacité professionnelle et cela suivant un taux qui peut se résumer dans le tableau suivant pour l'ensemble des malades soignés en 1897-98-99-1900 au compte des « caisses d'invalidité. »

Sur 100 malades, la durée de la guérison ou de l'amélioration s'est maintenue.

	SOIGNÉS EN 1897				1898			1899		1900
jusqu'à la fin des années	1897	1898	1899	1900	1898	1899	1900	1899	1900	1900
Total.......	61 %	43	29	28	68	45	40	67	49	67
H	60	41	27	26	68	44	38	67	48	67
F	64	50	36	36	69	48	44	67	52	68

Ce tableau montre que les malades soignés avec succès en 1897 ont subi en 1900 un déchet de 33 p. 100 sur le total des malades soignés et de plus de 50 p. 100 sur le nombre de ceux qui avaient présenté un succès. Si l'on tient compte de ce fait que la moitié ou au moins un tiers des individus ainsi hospitalisés n'a pas de bacilles dans ses crachats, on voit que la capacité professionnelle n'a pas correspondu avec le nombre de guérisons et se maintient précisément dans la proportion des malades qui présentent lors de leur entrée des lésions minimales. Or il faut, dans ces conditions, n'admettre une partie de ces diagnostics que sous bénéfice d'inventaire et d'autre part se souvenir qu'il est extrêmement fréquent de trouver, à l'autopsie des vieillards, des lésions tuberculeuses qui ont guéri spontanément. L'action des sanatoria semble donc s'exercer favorablement sur les individus fatigués auxquels une période de repos et une alimentation copieuse permet de retrouver leurs forces et au besoin de lutter avec succès contre une invasion tuberculeuse à peine naissante.

Mais les autres malades disparaissent avec une rapidité à peu près aussi grande que celle qu'ils auraient mis à disparaître s'ils n'avaient pas été soignés, et nous savons qu'un tuberculeux encore valide peut résister pendant deux ou trois ans à l'évolution de sa maladie. C'est donc, pour me servir d'une expression de M. le professeur Brouardel au « Congrès de Berlin », à la période prétuberculeuse que le sanatorium rend surtout des services. Il y aurait intérêt, comme le fait le professeur Ziemssen à Munich, à hospitaliser en plein air et dans de bonnes conditions d'alimentation les surmenés de la population ouvrière des grandes villes; on leur permettrait ainsi de récupérer les conditions de résistance nécessaires à leur activité professionnelle, mais c'est la seule conclusion légitime que l'on puisse réellement tirer de ces données.

D'ailleurs les chiffres indiqués ci-dessus, pour l'ensemble des Caisses de l'Empire, se retrouvent dans les statistiques particulières. Voici un tableau qui a été mis à jour spécialement pour notre usage par le Secrétariat des « Caisses d'assurances de Wurtemberg » le 14 novembre 1901 et qui indique les résultats persistants sur l'ensemble des malades traités depuis un certain nombre d'années :

		2 Malades sortis avec succès du 1er janvier au 31 décembre 1897.	3 Pourvus d'une rente d'invalidité.	4 Invalidité sans rente.	5 Morts.	6 Soumis à un nouveau traitement.	7 Ensemble du déchet.	8 Restants au 1er janvier 1898.	9 Rente d'invalidité.	10 Invalidité sans rente.	11 Morts.	12 Nouveau traitement.	13 Ensemble du déchet.
1897	H	96	1	»	2	»	»	93	15	13	4	»	36
	F	29	»	»	»	»	»	29	5	8	»	2	15
1898	H	»	»	»	»	»	»	96	5	14	3	»	22
	F	»	»	»	»	»	»	42	»	6	»	»	6
1899	H	»	»	»	»	»	»	»	»	»	»	»	»
	F	»	»	»	»	»	»	»	»	»	»	»	»
1900	H	»	»	»	»	»	»	»	»	»	»	»	»
	F	»	»	»	»	»	»	»	»	»	»	»	»

		14 Restants au 1er janvier 1899.	15 Rente d'invalidité.	16 Invalidité sans rente.	17 Morts.	18 Nouveau traitement.	19 Ensemble du déchet.	20 Restants au 1er janvier 1900.	21 Rente d'invalidité.	22 Invalidité sans rente.	23 Morts.	24 Nouveau traitement.	25 Ensemble du déchet.	26 Restants au 1er janvier 1901.
1897	H	57	1	1	5	2	9	48	1	»	»	3	11	44
	F	14	»	1	1	»	2	12	1	»	»	»	1	11
1898	H	74	6	4	8	11	29	45	1	5	2	5	13	32
	F	36	3	1	2	11	10	26	»	1	»	2	3	23
1899	H	44	8	6	5	2	21	93	5	3	2	9	19	74
	F	61	2	8	2	1	13	48	1	»	2	6	9	39
1900	H	»	»	»	»	»	»	172	13	5	4	»	22	150
	F	»	»	»	»	»	»	97	8	2	1	2	14	83

Le déchet est, comme on le voit, supérieur à 50 0/0, entre le 31 décembre 1897 et le 1er janvier 1901, c'est-à-dire en trois ans.

Le tuberculeux qui sort du sanatorium est, comme on le voit, remis dans la circulation dans des conditions qui ne suppriment que très imparfaitement le danger qu'il représente pour son entourage.

Rôle réel du sanatorium.

Après avoir éliminé, dès l'entrée, tous ceux qui du fait de leur maladie constituent l'élément le plus dangereux comme contagion, on assure très imparfaitement la suppression du danger que comportent les autres. Les dépenses considérables que représentent ces institutions qui n'arrivent encore à donner asile qu'au cinquième des malades que les statistiques considèrent comme atteints de tuberculose dans l'Empire (cent mille) aboutissent en dernière analyse au simple résultat de faire comprendre à un certain nombre d'individus l'importance qu'il peut y avoir pour eux et les leurs à éviter la contagion.

Le sanatorium ne joue donc ainsi, de l'avis même des esprits les plus rassis que nous ayons interrogés à cet égard, qu'un rôle d'éducation pour une partie des malades, et c'est là on l'avouera un résultat encore relativement minime si on a égard à la quantité de ceux qui échappent à cette éducation. Si on voulait, par le même système, assurer le même bénéfice au total des malades officiellement avoués par l'Empire, il faudrait dépenser seize millions de plus par an et affecter deux cent cinquante millions aux constructions nécessaires à cet usage.

Ce sont là des chiffres effrayants si l'on pense qu'on n'arrivera encore ainsi qu'à une hospitalisation de durée restreinte et qu'à des guérisons (?) dont la durée moyenne ne dépasse pas trois ans; d'ailleurs bien des médecins commencent à croire que les sanatoria finiront par devenir de simples hôpitaux alors que la mode actuelle aura changé. Nous regrettons de ne pas oser donner des noms.

Il est naturellement encore impossible de porter un jugement définitif sur une méthode qui n'est, somme toute, qu'à ses débuts ; mais on peut affirmer que tant que cette action s'exercera dans les conditions et les limites actuellement prévues, le problème de la disparition de la tuberculose ne sera pas résolu.

On pourrait par conséquent se demander pour quel motif un

peuple aussi éminemment pratique et dans lequel un si grand nombre d'esprits éclairés reconnaissent déjà la fragilité de l'œuvre entreprise au point de vue de ses résultats pratiques, pourquoi ce peuple s'est ainsi engagé dans une série de dépenses en disproportion avec le nombre de succès réels obtenus ?

Raisons extra-médicales de la campagne des sanatoria.

Cette activité spéciale dépend d'une part de l'initiative privée et du sentiment que la bourgeoisie commence à avoir de sa responsabilité vis-à-vis des souffrances du quatrième état. Mais il est un facteur beaucoup plus important, c'est l'appoint fourni à cette œuvre par les Caisses d'invalidité. Celles-ci, conformément à la loi, reçoivent des ouvriers, pendant tout le temps de leur activité professionnelle, des sommes considérables auxquelles l'Etat ajoute annuellement une somme de 62 fr. 50 par tête. Les caisses d'invalidité se trouvent avoir ainsi des réserves considérables relativement aux pensions qu'elles ont à servir ; celle de Berlin a par exemple 150 millions de marks d'économie (187 millions). Les administrateurs, partant de ce principe qu'il vaut mieux prévenir le besoin de faire des rentes que d'entretenir pendant plusieurs années des individus, n'hésitent pas à consacrer des sommes élevées à construire des sanatoria. Nous avons vu que le chiffre des individus rentrés malgré leur séjour dans les établissements spéciaux et avoué par les statistiques très optimistes est néanmoins considérable, et par conséquent cette raison toute officielle, si elle fait bien dans les rapports, n'est cependant pas sincère à un point de vue absolu ; en réalité, il arrive que les ouvriers et l'Etat versent ensemble environ 125 francs par an et que les ouvriers touchent comme retraite pendant un temps relativement court une somme dont le minimum atteint 187 fr. 50 ou, à plus de 70 ans, 297 fr. 50, chiffre maximum des classes les plus favorisées. Si les ouvriers versent pendant 40 ans, l'ensemble des sommes payées représente un minimum de 5.000 francs sans compter la bonification d'intérêt, et comme ces individus survivent en moyenne moins de 20 ans à partir du moment où ils commencent à toucher leur pension, ils n'épuisent pas les sommes qu'ils ont versées ; s'ils deviennent malades et invalides, la survie est en général encore plus courte. Il résulte par conséquent de ces faits que l'Etat et les contribuables allemands versent dans une tontine des sommes beaucoup plus considérables que celles qui sortent et que, si elles ne les dépensaient pas, les caisses finiraient par absorber des sommes énormes, peut-être dans un temps relativement prochain tout le capital de l'Allemagne. On arrive par conséquent à concevoir l'obligation pour les caisses d'invalidité de dépenser des capitaux improductifs et à voir s'élever des folies coûteuses comme le sanatorium de Beelitz où le lit revient à trois ou quatre cent mille francs par tête. Ce sont là des considérations peu encourageantes pour l'application du socialisme d'Etat.

TITRE III. — APPLICATIONS AU RÉGIME ADMINISTRATIF FRANÇAIS

La question de la lutte contre la tuberculose comporte deux séries de questions : l'une d'ordre purement administrative et l'autre relevant plus spécialement de l'Assistance publique.

Il y aurait un intérêt considérable à faire rentrer la tuberculose dans le cadre des maladies officiellement contagieuses. On y a fait rentrer la scarlatine par exemple, moins répandue, par conséquent moins contagieuse relativement parlant, moins dangereuse aussi au point de vue absolu, puisqu'elle ne comporte pas un pronostic aussi fatal que la tuberculose; et cependant le contage de cette affection est inconnu; celui de la tuberculose est, au contraire, un ennemi palpable dont nous connaissons les véhicules : crachats des malades et poussières atmosphériques. Cependant on ne fait rien pour en empêcher la dissémination, et les mesures prises à cet égard ont été jusqu'ici plutôt des signes de la bonne volonté des pouvoirs publics que des agents doués d'une efficacité quelconque. C'est à peine si quelques administrations particulièrement, comme celle des postes et la police municipale de Paris, bénéficient d'une hygiène spéciael. Déclaration.

On dirait que la tuberculose est une maladie honteuse et qu'on craint de noter d'infamie les familles qui seraient forcées d'avouer qu'un des leurs en est atteint; cela prouve certainement quelle fausse conception nous avons du secret médical, et la première chose à faire est de placer la tuberculose au nombre des maladies officiellement contagieuse.

Cas où la déclaration devrait être obligatoire.

Cette déclaration doit comporter l'*obligation*, non pas une obligation morale, mais une obligation réelle sanctionnée par des peines, de déclarer les cas de tuberculose dans les trois cas suivants : 1° quand un malade atteint de tuberculose meurt ; 2° quand un tuberculeux quitte le logement qu'il occupe pour aller à l'hôpital ; 3° quand un tuberculeux change de logement. Cette obligation doit incomber au médecin dans les cas de mort, et à son défaut au propriétaire de l'immeuble dans lequel le décès s'est produit. S'il s'agit d'un changement de domicile, ce devoir incombe à l'Administration hospitalière d'une part, et d'autre part aux tenanciers de l'immeuble abandonné. Cette déclaration doit avoir pour conséquence une désinfection réelle, facile aujourd'hui, avec les vapeurs du formol par exemple, des locaux contaminés ; les frais de cette désinfection devraient pour les loyers inférieurs à un certain taux incomber aux communes ; mais les amendes, et, dans les cas d'indigence, la peine de prison infligée aux individus responsables, devrait être suffisante et appliquée d'une façon suffisamment rigoureuse pour que cette mesure ne fût éludée par personne.

Désinfection.

Cet ensemble de précautions est d'ailleurs légitimé par l'article du droit général qui veut qu'il n'y ait point de tromperie sur la qualité de la marchandise vendue ou louée, car on ne peut admettre qu'il soit permis en louant un local d'exposer ceux qui le prennent à un danger réel et inconnu d'eux.

Crachoirs.

La question des crachoirs disposés dans les locaux ouverts au public semble être une précaution plutôt illusoire étant donné la façon dont ils sont disposés et la difficulté de la surveillance, même en Allemagne. Mais nous avons en France une bureaucratie suffisamment nombreuse pour que le personnel administratif mérite d'être l'objet de précautions spéciales, et l'on peut, si l'on veut y tenir la main, obliger tous les individus que leur travail oblige à passer un certain nombre d'heures dans les bureaux de l'Etat à se soumettre à cet égard à une discipline aussi rigoureuse que l'on voudra.

Bureaux.

La surveillance du travail dans les usines est sensée s'exercer avec une rigueur suffisante pour empêcher l'abus dans la somme de travail imposée aux femmes et aux enfants. Il serait facile d'exiger des propriétaires et des chefs d'ateliers que les malades suspects signalés par les médecins reçussent des commodités nécessaires pour n'être obligés de cracher ni par terre ni dans leur mouchoir. Usines.

Comme corollaire de cette mesure, il serait nécessaire d'apprendre aux chefs d'ateliers les dangers que représentent les poussières inutiles, non par des conférences, mais par une affiche aussi détaillée que celle de la policlinique de Berlin, affiche qui ferait pendant à celle des accidents du travail, et qui serait obligatoirement placée dans un endroit où il serait facile de la lire; il faudrait encore distribuer à tous les ouvriers des conseils sanitaires spéciaux au cas qui nous occupe. La conséquence serait d'assurer ainsi la surveillance que les individus sains ont intérêt à exercer sur les individus malades.

Les voitures publiques et surtout les chemins de fer, qui sont également un foyer d'infection, devraient être traités comme en Allemagne : un nettoyage rigoureux et journalier, une désinfection annuelle du matériel roulant offert aux voyageurs. Il serait possible à peu de frais d'obtenir des compagnies françaises les mêmes précautions, non seulement en ce qui concerne la désinfection annuelle, mais surtout le nettoyage journalier. Voitures.

Les écoles sont également d'une surveillance facile, il faudrait instruire les instituteurs de leurs devoirs à ce point de vue spécial en les invitant à faciliter autant que possible le retrait temporaire ou définitif des enfants suspects. Ecoles.

C'est un corollaire nécessaire de la loi de présence obligatoire dont l'application stricte aurait besoin de ce correctif.

L'armée représente un foyer de contagion particulièrement dangereux. Il serait nécessaire que les médecins militaires tinssent mieux compte des avis qui pourraient leur être envoyés par les médecins civils; que dès l'entrée au corps, on mit en observation pendant un temps suffisamment long les individus signalés de la sorte, et que les malades fussent examinés avec une Armée.

rigueur plus grande lorsque les troubles qui les atteignent sont encore peu marqués.

Les vœux de M. le professeur Grancher, de l'Académie de médecine, de Kelsch et Colin, représentent une série de mesures dont l'application assurerait à l'armée française un état sanitaire comparable à celui de l'armée allemande. Les pertes de celle-ci, comme nous l'avons dit, oscillent aux environs de 0,24 pour mille de décès par tuberculose, alors qu'en France la mortalité est de 8,2 à 9,4 pour mille. *La France perd quatre mille hommes par an de son effectif par tuberculose. L'Allemagne n'en perd que cent vingt.*

Hygiène alimentaire.

Les mesures prophylactiques ainsi proposées par des savants dont l'autorité est hors de conteste peuvent d'ailleurs servir de modèle pour ce qui regarde l'hygiène alimentaire : l'ébullition du lait, la surveillance des vaches laitières avec l'obligation pour les laitiers de n'avoir que des animaux éprouvés par la tuberculine, la destruction des viandes tuberculeuses quitte, dans les grands centres, à les faire vendre au détail une fois bouillies, sont autant de mesures d'ordre général qui ne demandent pour être appliquées qu'un effort de volonté un peu soutenu.

L'ensemble de ces mesures si elles étaient appliquées constitueraient une prophylaixe sérieuse et permettrait d'éviter pour plus tard des mesures plus rigoureuses à un moment où il deviendra impérieusement nécessaire de se défendre.

Hôpitaux.

Nous en arrivons à la question de l'hospitalisation. La première condition à remplir serait l'adoption de mesures sévères pour contraindre les administrations de l'Assistance publique à cesser d'offrir aux malades qui ont recours à elles des locaux hospitaliers qui constituent autant de foyers d'infection. *La grande majorité des hôpitaux français se trouvent dans des conditions telles que tout malade atteint d'une affection bronchique qui y pénètre, que tout convalescent qui y demeure, a toutes les chances de devenir tuberculeux.*

Isolement.

Cela revient à dire que si l'on ne veut pas détruire pour rebâtir, il faut imposer l'isolement des tuberculeux « malades », cette population flottante qui vient tous les automnes apporter son contingent d'infections dans les salles communes; les tuberculeux réunis pourront être soumis à une discipline sévère suffisante pour empêcher leur asile de devenir un foyer d'infection et de propagation hospitalière, le mal se trouvera ainsi enrayé. Rien n'empêche d'ailleurs, sauf les exigences budgétaires, de pratiquer cet isolement dans des conditions telles que ceux qui sont atteints par une poussée de leur mal soient à peu près sûrs d'y trouver le repos nécessaire.

Mais il ne peut s'agir que d'un repos, d'un traitement palliatif et temporaire, que d'une extension, variable suivant les ressources de ce qui existe déjà.

Le sanatorium est encore trop illusoire, trop incertain dans ses effets pour que l'on puisse chercher en France à en généraliser l'emploi, et il serait dans tous les cas dangereux d'engager l'Etat dans cette voie, les sacrifices à faire devant être très lourds pour ne pas rester inutiles.

Education populaire.

Et cependant il est nécessaire de surveiller et de soigner les tuberculeux, il est nécessaire également de faire cette éducation du peuple qui semble être le résultat le plus clair des efforts de l'Allemagne, ainsi que le moyen le plus sûr de combattre l'extension de la maladie. Ce rôle appartient en propre à la policlinique; il faudrait que les malades puissent trouver dans les grandes villes et dans les centres populeux auprès des médecins spéciaux, auprès des médecins de l'Assistance dans les campagnes, les conseils et les indications hygiéniques nécessaires; là on leur apprendrait facilement ce qu'ils ont réellement besoin de savoir au point de vue prophylactique. On pourrait même améliorer singulièrement et à peu de frais, la situation des malades des grands centres en leur faisant distribuer par l'intermédiaire de ces consultations du lait ou des œufs, de façon à augmenter la ration alimentaire de ceux qui sont encore valides. Il y aurait là pour eux un encouragement à se soumettre à la surveillance médicale, un moyen pour les médecins de contrôler par des visites domiciliaires l'influence qu'aurait pu avoir les conseils donnés, et d'en assurer l'exécution en leur permettant, comme sanction, de donner ou de refuser ces secours en nature.

Dispensaire.

A ces consultations externes pourraient s'ajouter des lieux de repos pour la cure de plein air, mais celà est déjà en France d'une application difficile, car c'est l'existence des caisses de maladie qui permettent aux ouvriers d'en profiter en Allemagne.

Il va sans dire que toutes ces mesures ne seront appliquées d'une façon effective que par un concours de bonnes volontés soutenues, et que la continuité dans l'effort est malheureusement une des qualités que nous avons le plus à envier à nos voisins.

CONCLUSIONS

1° *La* DÉCLARATION OBLIGATOIRE *de la tuberculose et la* DÉSINFECTION OBLIGATOIRE *des locaux occupés par les tuberculeux comprend l'ensemble des mesures nécessaires et suffisantes à la prophylaxie en donnant à ces termes leur signification la plus générale.*

2° *L'hospitalisation des tuberculeux, en période d'évolution, doit se faire obligatoirement dans des locaux spécialement réservés à cet usage dans les hôpitaux.*

3° *Il y a lieu de sanctionner ces mesures par des pénalités suffisantes et suffisamment appliquées pour obliger les préposés responsables à les respecter.*

4° IL N'Y A PAS LIEU DE CONSTRUIRE DES SANATORIA *ou du moins l'Etat n'a pas à consacrer des ressources spéciales à leur édification ; il doit en abandonner l'initiative et l'exploitation aux bonnes volontés privées sans chercher à les y encourager ; ceci ne vise pas les hôpitaux marins qui ne s'appliquent qu'à une forme bénigne de la tuberculose.*

5° *Il faut chercher à* INSTRUIRE *et à* SURVEILLER *les tuberculeux et leur entourage en ouvrant à ceux de ces malades qui sont indigents des consultations gratuites, avec ou sans dispensaire.*

Toulouse. — Imp. MARQUÉS et Cie, boulevard de Strasbourg, 22.

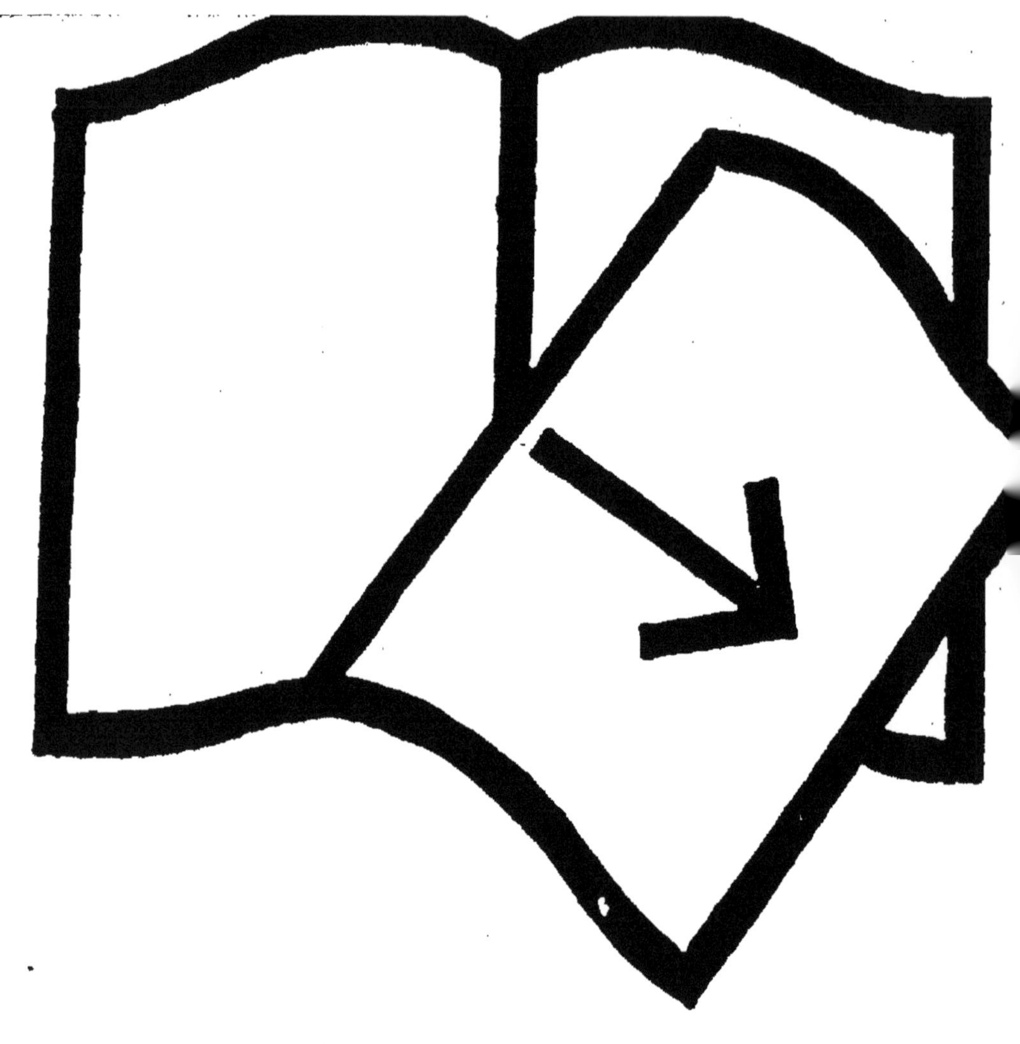

www.ingramcontent.com/pod-product-compliance
Ingram Content Group UK Ltd.
Pitfield, Milton Keynes, MK11 3LW, UK
UKHW021145230726
13926UKWH00002B/930

9 782014 435078